Das große vegan vegetarische Kochbuch

Die 222 Leckersten Rezepte aus aller Welt – von Asiatischer bis Jamaikanischer Küche inkl. Low Carb Ernährung zum abnehmen

Julian Warkentin

1. Auflage
Deutsche Erstausgabe 07/2019

Inhaltsverzeichnis

Aufstriche / Cremes / Dips

Ananasdip Thai-Art

Dieser Dip besticht durch die Süße der Ananas und der Säure des Balsamico Bianco, abgerundet durch die Schärfe der Chili – ein Geschmackserlebnis der besonderen Art. Gut geeignet ist der Dip vor allem zu Fondue, zu Gegrilltem oder auch zu Tortilla-Chips.

Schwierigkeitsgrad: leicht
Portionen: 2
Zubereitungsdauer: 30 Minuten
Koch-/Backzeit: 30 Minuten

Zutaten

40 g	Ingwer
100 g	Petersilienwurzel
160 g	brauner Zucker
200 g	Ananassaft
400 g	Ananas
150 ml	Balsamico Bianco
3	Chilischoten
4	Knoblauchzehen

Zubereitung

I. Mit der Vorbereitung der Zutaten beginnen. Dafür zunächst den Ingwer schälen und in kleine Stücke hacken, gleiches mit den Knoblauchzehen wiederholen. Die Petersilienwurzel sowie die Ananas ebenfalls schälen, anschließend in kleine Würfel schneiden. Die Chilischoten danach zunächst der Länge nach aufschneiden, dann entkernen und fein hacken.

II. Alle Zutaten dann zusammen in einen Topf geben und für rund 10 Minuten kochen lassen.

III. Den Topfinhalt im Anschluss mithilfe eines Pürierstabs zu einer einheitlichen Masse pürieren, welche dann solange auf mittlerer Hitze weitergekocht wird, bis sie sich auf etwa 500 Gramm reduziert hat. Dabei stets umrühren, sodass die Masse sich nicht ansetzen kann.

IV. Den Dip im noch heißen Zustand in Schraubgläser umfüllen und umgehend den Deckel heraufschrauben.

Tipp: Um die übrig gebliebenen Reste der Ananas zu verwerten können sowohl die Schale als auch der Strunk in kleine Stücke geschnitten und zusammen mit 1 Liter Wasser und einer kleinen Menge Zucker für rund 30 Minuten in einem Topf gekocht werden. Anschließend durch ein Tuch geseiht ergibt sich ein leichter Ananassaft.

Chutney mit Mango und Papaya

Ein fruchtiges Chutney, welches die Geschmäcker der Mango und der Papaya miteinander kombiniert und die Sinne in die Ferne nach Jamaika führt.

Schwierigkeitsgrad: leicht
Portionen: 2
Zubereitungsdauer: 15 Minuten
Ruhezeit: 120 Minuten

Zutaten

1 Teelöffel	Limettensaft
⅛	Chilischote, rot
½	Frühlingszwiebel
½	Mango, sehr reif
½	Nektarine
½	Papaya, sehr reif
	Öl
	Salz
	Pfeffer

Zubereitung

I. Zunächst die Mango, die Nektarine sowie die Papaya häuten und das Fruchtfleisch jeweils in kleine Stücke schneiden. Die Enden der Frühlingzwiebel entfernen, die Frühlingszwiebel selbst in dünne Scheiben schneiden. Die Chilischote hingegen fein zerhacken.

II. Das Fruchtfleisch, die Frühlingszwiebelscheiben, die gehackte Chilischote sowie Limettensaft, Salz, Pfeffer und Öl ordentlich miteinander mischen und in einem Topf kochen lassen bis die Zutaten eine sehr weiche Konsistenz erhalten und eine einheitliche Masse bilden.

III. Diese dann aus dem Topf nehmen, in Schraubgläser umfüllen, gut verschließen und im Kühlschrank kalt stellen.

Tipp: Das Chutney hält sich im Kühlschrank gelagert problemlos rund 4 Wochen lang.

Dip à la Caribbean

Ein würzig leckerer Dip, der sich optimal zu Pellkartoffeln oder auch Gegrilltem reichen lässt und den Geschmack Jamaikas auf den Teller bringt.

Schwierigkeitsgrad: mittel
Portionen: 2
Zubereitungsdauer: 20 Minuten

Zutaten

2 ½ Teelöffel	Gewürzmischung nach Anleitung unten
1 Becher	saure Sahne
¼ Bund	Koriandergrün
½ Bund	Frühlingszwiebeln
½ Bund	Schnittlauch
½ Prise	Salz und Pfeffer, schwarz
½	Chilischote
½	Paprikaschote, rot

Gewürzmischung:

1 Teelöffel	Zimt
½ Esslöffel	Chilipulver
½ Esslöffel	Piment
½ Esslöffel	Zwiebelpulver
1 Esslöffel	Ingwerpulver
1 Esslöffel	Knoblauchpulver
1 Esslöffel	Koriander, gemahlen
1 Esslöffel	Pfeffer, schwarz
½ Messerspitze	Muskat

Zubereitung

I. Für den Dip die Chilischote, die Frühlingszwiebeln, den Koriander, die Paprika sowie den Schnittlauch gründlich abspülen und anschließend in kleine Stücke schneiden – bei den Frühlingszwiebeln die Enden abtrennen.

II. Dann die Gewürze für die Gewürzmischung miteinander vermengen. Dann die saure Sahne zu einer glatten Konsistenz verrühren und 2 ½ Teelöffel der Gewürzmischung unterrühren.

III. Der Sahne-Gewürzcreme das geschnittene Gemüse unterheben und den Dip bis zum Verzehr im Kühlschrank ziehen lassen.

Frischkäse

Gesund und lecker – ein einfacher und schnell zubereiteter veganer Frischkäse, der lediglich aus vier Zutaten besteht.

Schwierigkeitsgrad: leicht
Portionen: 2
Zubereitungsdauer: 5 Minuten

Zutaten

250 g	weicher oder mittelfester Tofu
1 Teelöffel	Salz
¼ Bund	frische Kräuter wie Schnittlauch
1	Knoblauchzehe

Zubereitung

I. Zu Beginn den Tofu in etwa vier gleichgroße Stücke teilen. Diese dann in ein möglichst hohes Gefäß geben.

II. Die Knoblauchzehe schälen, fein hacken und zusammen mit dem Salz zum Tofu geben. An dieser Stelle können optional auch weitere Gewürze nach Wunsch hinzugegeben werden – passend sind beispielsweise auch Hefeflocken, Paprikapulver oder Pfeffer.

III. Den Gefäßinhalt mithilfe eines Pürierstabs pürieren bis sich eine homogene Creme ergibt. Dabei darauf Acht geben, dass nicht zu lange püriert wird da ansonsten unter Umständen eine zu flüssige Konsistenz entsteht.

IV. Die Kräuter im Anschluss möglichst fein schneiden, zum Frischkäse geben und unterrühren.

V. Abschließend noch einmal mit den Wunschgewürzen abschmecken und in ein Schraubglas umfüllen.
Im Kühlschrank hält sich der Frischkäse für etwa 1 Woche.

Heringssalat

Heringssalat als vegane Variante gibt es nicht? Gibt es doch! Und zwar mit einer unverwechselbaren Kombination aus Apfel, Aubergine, Gewürzgurken und roter Bete.

Schwierigkeitsgrad: leicht
Portionen: 2
Zubereitungsdauer: 20 Minuten
Ruhezeit: 60 Minuten

Zutaten

200 g	Sojajoghurt, ungesüßt
1-2 Teelöffel	Dill, gerebelt
1 Esslöffel	Öl, geschmacksneutral
2-3 Esslöffel	Gewürzgurkensud
2-3 Knollen	Rote Bete
1	Aubergine
1	Apfel, sauer
1	Noriblatt Alge
1	Zwiebel, rot
5	Gewürzgurken
	Salz
	Pfeffer
	Zitronensaft

Zubereitung

I. Als erstes die Aubergine mithilfe eines Sparschälers schälen und der Länge nach in Scheiben schneiden. Diese dann im Anschluss in Rechtecke mit einer Größe von etwa 2x4 Zentimetern schneiden und im Anschluss auf einem Holzbrett ausbreiten.

II. Die Auberginenstücke mit dem Zitronensaft beträufeln und mit dem Salz würzen. Die Auberginenstücke dann mit einem weiteren Holzbrett abdecken und dieses mit Büchern beschweren. Die Aubergine so für mindestens 1 Stunde ruhen lassen.

III. In der Zwischenzeit das Noriblatt in relativ grobe Streifen zerreißen und in eine Schüssel mit Wasser legen. Auch die Noriblattstreifen für mindestens 1 Stunde ziehen lassen.

IV. Unterdessen den Apfel, die Gewürzgurken sowie die Rote Bete und die Zwiebel in kleine Würfel schneiden. Diese dann mit dem Sojajoghurt vermischen.

V. Nach einer Stunde die Noriblattstreifen aus dem Wasser nehmen, zerhacken, zum Joghurt hinzugeben und alles ordentlich miteinander vermengen.

VI. Das Joghurtgemisch dann mit dem Dill, dem Gurkensud sowie mit Salz und Pfeffer würzen.

VII. Die Auberginenstücke mit einem Küchentuch gründlich abtupfen und in einer Pfanne unter Zugabe von Öl scharf anbraten. Im Anschluss erkalten lassen und ebenfalls unter die Joghurtmasse mischen bevor der Salat serviert wird.

Käsesauce

Zu Nachos und Tortilla-Chips gehört im Normalfall auch eine Käsesauce – hier eine leckere Alternative, die sich auf jeden Fall lohnt.

Schwierigkeitsgrad: leicht
Portionen: 2
Zubereitungsdauer: 10 Minuten
Koch-/Backzeit: 15 Minuten

Zutaten

250 g	Hokkaido (alternativ eine Mischung aus Karotten und Kartoffeln)
100 ml	Wasser
¼ Teelöffel	Pfeffer
½ Teelöffel	Salz
2 ½ Esslöffel	Hefeflocken
1	Knoblauchzehe

Zubereitung

I. Den Kürbis zunächst aufschneiden, entkernen und unter Umständen auch schälen.

II. Das Fruchtfleisch in Stücke mit einer Größe von rund 1 Zentimeter würfeln und für etwa 10 Minuten in einem Topf kochen bis die Würfel weich werden.

III. Anschließend die übrigen Zutaten zum weich gekochten Kürbis in den Topf geben und dort mit einem Pürierstab zu einer einheitlichen Sauce mit einer cremigen Konsistenz verarbeiten.

Leberwurst

Ein leckerer und deftiger Brotaufstrich, der in diesem Fall aus Bohnen zubereitet wird.

Schwierigkeitsgrad: leicht
Portionen: ~ 1 Glas
Zubereitungsdauer: 5 Minuten
Koch-/Backzeit: 5 Minuten

Zutaten

250 g	Kidneybohnen
½ Teelöffel	Majoran
½ Teelöffel	Pfeffer
1 Teelöffel	Salz
3 Teelöffel	Paprikapulver
2 Esslöffel	Hefeflocken
½	rote Zwiebel
1	Knoblauchzehe

Zubereitung

I. Als erstes sowohl den Knoblauch als auch die Zwiebel schälen, in kleine Stückchen schneiden und in einer Pfanne zusammen mit einer geringen Menge Wasser dünsten bis sie glasig werden.

II. Die glasig gedünsteten Knoblauch- und Zwiebelstücken zum Abkühlen beiseite stellen.

III. In der Zwischenzeit die Flüssigkeit der Kidneybohnen aus der Dose abgießen und die abgetropften Kidneybohnen mit dem abgekühlten Knoblauch und den Zwiebeln pürieren.

IV. Der Leberwurst die Gewürze untermischen und noch einmal weiter pürieren bis eine relativ cremige Konsistenz entsteht. Bei Bedarf ein wenig Wasser hinzugießen.

V. Abschließend noch einmal abschmecken, dann in ein Schraubglas umfüllen und in den Kühlschrank stellen. Die Leberwurst sollte innerhalb einer Woche verbraucht werden.

Mandelcreme (Low Carb)

Für diejenigen, die Mandeln gerne mögen, für die ist dieser vegane Mandelaufstrich sicherlich das Richtige – und dabei auch noch kohlenhydratarm und zubereitet aus lediglich 3 Zutaten. Der perfekte Start in den Morgen!

Schwierigkeitsgrad: leicht
Portionen: 2
Zubereitungsdauer: 4 Minuten
Ruhezeit: 48 Stunden

Zutaten

200 g	Mandeln
120 ml	Kokosöl
280 ml	Wasser
	Wasser zum Einweichen

Zubereitung

I. Zunächst die Mandeln schälen und in eine Schüssel mit Wasser geben. Dort für die nächsten 8 Stunden einweichen lassen.

II. Im Anschluss das Wasser aus der Schüssel abgießen und die Mandeln unter fließendem lauwarmen Wasser noch einmal gründlich abspülen.

III. Die Mandeln dann in einen Mixer geben oder mithilfe eines Pürierstabs zusammen mit dem Kokosöl und dem Wasser zu einer cremigen Konsistenz verarbeiten. Dabei sollten am Ende keine Mandelstücke mehr sichtbar sein.

IV. Die Mandelcreme in ein Schraubglas umfüllen und für etwa 1 bis 2 Tage im Kühlschrank durchziehen lassen. Die Creme hält sich im Kühlschrank rund 8 bis 10 Tage.

Matcha-Creme

Matcha ist wohl einer der bekanntesten Superfoods – hier wird der Matcha zu einer schmackhaften Creme verarbeitet, die vor allem zu Süßspeisen als Topping gut passt.

Schwierigkeitsgrad: leicht
Portionen: 2
Zubereitungsdauer: 5 Minuten

Zutaten

100 g	Cashew
200 ml	Wasser
2 Esslöffel	Kokosöl
2 Esslöffel	Matchapulver
2 Prisen	Bourbon-Vanille-Aroma
2 Prisen	Salz

Zubereitung

I. In einem Mixer die vollständigen Zutaten für die Creme zu einer einheitlichen, cremigen Konsistenz verrühren.

II. Die Matcha-Creme dann umfüllen und zu Süßspeisen oder als Beilage servieren.

Obazda

In Bayern ist Obazda eines der beliebtesten Aufstriche auf Baguette oder auch auf Brezen – allerdings durch die Verwendung des Käses nicht vegan. In diesem Rezept geht es auch anders... Obazda aus Tofu, simpel und vor allem lecker!

Schwierigkeitsgrad: leicht
Portionen: 2
Zubereitungsdauer: 15 Minuten

Zutaten

100 g	Margarine
400 g	Räuchertofu
100 Milliliter	Sojamilch
2 Esslöffel	Hefeflocken
1 Bund	Schnittlauch
2 Messerspitzen	Senf
	Kümmelpulver
	Salz
	Paprikapulver
	Pfeffer

Zubereitung

I. Zunächst den Tofu in grobe Stücke schneiden und diese dann in eine Schüssel geben.

II. Die Hefeflocken, die Margarine und die Sojamilch hinzugeben und mit einem Pürierstab zu einer homogenen Masse verarbeiten.

III. Sollte der Obazda dabei zu dick werden so kann ein wenig mehr Sojamilch beigemengt werden bis sich die optimale Konsistenz ergibt.

IV. Den Aufstrich dann mit den Gewürzen und dem Senf ordentlich würzen.

V. Den Schnittlauch abschließend in feine Röllchen schneiden und unter den Obazda rühren.

Pesto Verde

In der italienischen Küche gehört Pesto nahezu zu jeder Pasta – in dieser Version wird das Pesto mit Rucola und Pistazien verfeinert.

Schwierigkeitsgrad: leicht
Portionen: 2
Zubereitungsdauer: 1 Minute
Koch-/Backzeit: 4 Minuten

Zutaten

50 g	Pistazien
150 g	Rucola
¼ Teelöffel	Salz
2 Esslöffel	Hefeflocken
½ Bund	Basilikum
½	Zitrone
1	Knoblauchzehe

Zubereitung

I. Damit beginnen den Rucola sowie den Basilikum unter lauwarmen Wasser abzuwaschen, trocken zu schütteln und dann fein zu hacken.

II. Den Knoblauch schälen und ebenfalls fein hacken.

III. Im Anschluss den gehackten Basilikum, den Rucola sowie den Knoblauch in eine Schüssel geben und mit einem Mixer rühren bis sich eine cremige Konsistenz ergibt.

Pikanter Bananenketchup

Etwas seltsam mag die Kombination ja wirken – aber bei den Jamaikanern ist es durchaus ein gern gesehener Dip.

Schwierigkeitsgrad: leicht
Portionen: 2
Zubereitungsdauer: 15 Minuten
Koch-/Backzeit: 30 Minuten

Zutaten

120 ml	Rotweinessig
120 ml	Wasser
⅛ Teelöffel	Meersalz
½ Teelöffel	Pfeffer, schwarz
1 Teelöffel	Annattosamen
1 Teelöffel	Paprikapulver, edelsüß
1 Teelöffel	Sojasauce, hell
1 Esslöffel	Tomatenmark
2 Esslöffel	brauner Zucker
2 Esslöffel	Carotino oder ein anderes Pflanzenöl
1	Lorbeerblatt
2	Knoblauchzehen
2	Nelken
2	Thai-Chilis, rot
2	Zwiebeln
3	Bananen, reif

Zubereitung

I. Zu Beginn das Öl sowie die Annattosamen in einen Topf geben und es dort für etwa 5 Minuten auf mittlerer Hitze anbraten bis die Samen schlussendlich beginnen, ihre Farbe freizusetzen und nahezu schwarz gebraten sind. Diese dann mithilfe einer Schaumkelle aus dem Topf nehmen.

II. Dann den Knoblauch sowie die Zwiebeln schälen, in kleine Würfel schneiden und im Topf glasig anbraten. Sobald dies der Fall ist das Tomatenmark unterrühren – dabei sollte der Topfinhalt sich in einen orange-rot-Ton verfärben.

III. Die Bananen mithilfe einer Gabel zerdrücken bis sich eine cremige Masse ergibt, diese dann ebenfalls in den Topf geben und mit den übrigen Zutaten im Topf vermischen.

IV. Alle Zutaten – ausgenommen die Paprika – ebenso im Topf mit aufkochen und halb zugedeckt für etwa 20 Minuten kochen lassen.

V. Im Anschluss das Lorbeerblatt und die Nelken aus dem Topf nehmen und den restlichen Inhalt mithilfe eines Pürierstabs zu einer einheitlichen Masse verarbeiten. Sollte der Ketchup eine zu dünnflüssige Konsistenz besitzen, so kann er noch für einen Moment weiter aufgekocht haben – andersherum, wenn der Ketchup zu dickflüssig geworden ist, einfach eine kleine Menge Wasser unterrühren.

VI. Zuletzt den Bananenketchup mit dem Chilipulver, dem Essig, dem Salz sowie dem Zucker abschmecken und nach Geschmack nachwürzen. Für eine intensivere Färbung des Ketchups kann weiteres Paprikapulver eingerührt werden.

Prik Nahm Plah

Diese aus der thailändischen Küche stammende Sauce wird in der traditionellen Variante mit Fischsauce zubereitet – hier in einer nicht weniger schmackhaften aber veganen Version!

Schwierigkeitsgrad: leicht
Portionen: 2
Zubereitungsdauer: 30 Minuten

Zutaten

1 Teelöffel	Ingwer
1 Teelöffel	Knoblauch, gehackt
2 Teelöffel	Palmzucker
2 Esslöffel	Wasser
4 Esslöffel	Sojasauce
1	Kaffir-Limettenblatt
1	Limette
2	Chilischoten
2	rote Thaizwiebeln sonst ¼ rote Zwiebel
	Koriandergrün

Zubereitung

I. Zunächst den Ingwer, den Knoblauch, das Koriandergrün sowie die Zwiebeln in feine Stücke hacken, den Palmzucker zerstoßen und die Limette unterdessen entsaften.

II. Im Anschluss den gehackten Ingwer, den Knoblauch und die Zwiebeln in einer Schüssel mit dem Limettensaft, der Sojasauce, dem Wasser sowie dem Zucker ordentlich vermischen.

III. Dann die Chilischoten entkernen bis nur noch die gewünschte Anzahl an Kernen übrig bleibt. Anschließend die Chilis in dünne Ringe schneiden.

IV. Das Kaffir-Limettenblatt danach aufrollen und es in möglichst schmale Streifen teilen. Diese dann zusammen mit dem gehackten Koriandergrün in die in Schritt zwei angemischte Flüssigkeit geben, durchrühren und für einen Moment ziehen lassen.

Tipp: Die Zubereitung dieses Dips ist variabel, so können zum Beispiel der Ingwer, das Kaffir-Limettenblatt und die Zwiebel vollkommen weggelassen werden oder sie werden nur einzeln zum Dip hinzugefügt – abhängig davon, zu was der Dip angereicht werden soll.
Optimal schmeckt er beispielsweise auch zu purem Reis oder auch zu Speisen, die von Natur aus nur wenig oder gar keine Sauce beinhalten.

Schokoladen-Haselnuss-Aufstrich

Einer der leckersten Aufstriche auf dem Brot ist wohl die Schoko-Nuss-Creme – allerdings ist diese aufgrund der Verwendung von Milch nicht für jeden etwas. Hier kommt also die vegane Version damit zukünftig niemand auf diesen Genuss verzichten muss!

Schwierigkeitsgrad: leicht
Portionen: 2
Zubereitungsdauer: 20 Minuten

Zutaten

180 g	Reissirup
200 g	ganze, ungeschälte Haselnüsse
250 g	Margarine
4 Esslöffel	stark geöltes Kakaopulver (ohne Zuckerzusatz)

Zubereitung

I. Die Haselnüsse zunächst zum Rösten in eine Pfanne geben – dabei gänzlich auf die Verwendung von Öl oder sonstigem Fett verzichten. Immer wieder einmal wenden um das Anbrennen der Haselnüsse zu vermeiden.

II. Im Anschluss die Haselnüsse aus der Pfanne nehmen und entweder mit einer Küchenmaschine fein mahlen oder mit einem Messer sehr fein kleinhacken.

III. Die Margarine in eine Rührschüssel geben und mithilfe eines Mixers aufrühren bis sie schaumig wird. Dann zunächst den Reissirup und im Anschluss den Kakao mit untermischen.

IV. Erst dann die gemahlenen beziehungsweise gehackten Haselnüsse zu der Margarine geben und noch einmal gründlich mit den übrigen Zutaten verrühren, sodass sich eine einheitliche Creme ergibt.

V. Diese in ein Schraubglas mit einem Fassungsvermögen von etwa 500 Gramm geben und im Kühlschrank aufbewahren.

VI. Um die Schokocreme streichfähig werden zu lassen etwa 5 Minuten vor dem Gebrauch aus dem Kühlschrank nehmen.

Streichkäse mit Cashew-Nüssen

Käse geht auch vegan und in diesem Fall sogar verfeinert mit lecker knackigen Cashew-Nüssen.

Schwierigkeitsgrad: leicht
Portionen: 2
Zubereitungsdauer: 10 Minuten

Zutaten

150 g	Cashewkerne
100 ml	Wasser
¼ Teelöffel	Chiliflocken
1 Teelöffel	Paprikapulver
1-2 Esslöffel	Hefeflocken
3 Prisen	Salz
2	Tomaten, getrocknet

Zubereitung

I. Die Cashewkerne zum einweichen über Nacht in eine Schüssel mit Wasser legen, damit sich die Cashews besser verarbeiten lassen.

II. Am Tag darauf dann die Cashewkerne zusammen mit dem Wasser mithilfe eines Pürierstabs zu einer homogenen Creme verarbeiten.

III. Der Creme dann die übrigen Zutaten untermischen und noch einmal ordentlich mit dem Pürierstab durcharbeiten.

Süß-Sauer-Sauce

In der thailändischen Küche ist sie ein Muss – die fruchtige Süß-Sauer-Sauce, die sich besonders gut mit Frühlings- oder Sommerrollen kombinieren lässt.

Schwierigkeitsgrad: leicht
Portionen: 2
Zubereitungsdauer: 5 Minuten

Zutaten

3 Teelöffel	Palmzucker (alternativ brauner Zucker)
1 ½ Esslöffel	Sojasauce
1	Chilischote, long Thai red Chili
1	Knoblauchzehe
1	Limette
2	Chilischoten, grüne Vogelaugenchilis

Zubereitung

I. Damit beginnen die Chilischoten zu entkernen und im Anschluss in dünne Ringe kleinzuschneiden.

II. Danach die Chiliringe zusammen mit den restlichen Zutaten gut vermengen bis der Zucker sich aufgelöst hat.

III. Vor dem Servieren noch einmal abschmecken und gegebenenfalls nachwürzen, sodass ein süß-saurer Geschmack mit einer gewisse Schärfe entsteht.

Thailändischer Mango-Dip

Dieser Mango-Dip lässt sich besonders gut in der wärmeren Jahreszeit zu Speisen wie beispielsweise Sommerrollen anreichen. Ein fruchtig, süßes Geschmackserlebnis.

Schwierigkeitsgrad: leicht
Portionen: 2
Zubereitungsdauer: 10 Minuten

Zutaten

1 Esslöffel	Reisessig
3 Esslöffel	Thai Chili Sauce
½ Bund	Thai Basilikum
2 Zentimeter	Ingwer
1	Mango

Zubereitung

I. Für den Mango-Dip zunächst den Ingwer schälen und fein hacken.

II. Die Mango schälen, den Kern entfernen und das Fruchtfleisch in grobe Würfel schneiden.

III. Dann das Thai Basilikum zerhacken und zusammen mit dem gehackten Ingwer und den Mangowürfeln zu einer homogenen Masse pürieren.

Tomaten-Dip mit Tofu (Low Carb)

Der Tomaten-Dip mit Tofu vereint Basilikum, Mandeln, Tomatenmark und Tofu zu einem würzigen Dip, der super zu Brot, Crackern oder Gemüse passt!

Schwierigkeitsgrad: leicht
Portionen: 2
Zubereitungsdauer: 20 Minuten

Zutaten

50 g	gemahlene Mandeln
80 g	Tofu
1 Teelöffel	Tiefkühl-Basilikum
2 Esslöffel	Olivenöl
2 Esslöffel	Tomatenmark
	Salz

Zubereitung

I. Zunächst den Tofu mit kalten Wasser ein wenig abspülen, dann mit einem Küchentuch trocknen und würfeln.

II. Die Tofuwürfel dann gemeinsam mit den übrigen Zutaten – ausgenommen dem Salz – mit einem Pürierstab zu einem Püree verarbeiten.

III. Das Püree mit Salz abschmecken und in ein Schraubglas umfüllen. Dieses hält sich für etwa 5 Tage im Kühlschrank.

Tipp: Anstatt des normalen Tofus kann auch Räuchertofu und anstelle des Tomatenmarks rote Thai-Currypaste verwendet werden – so ergibt sich eine würzigere Variante. Bei dieser jedoch auf das Basilikum verzichten.

Winterliche Spekulatiuscreme

Gerade in der kalten Jahreszeit gehört Spekulatius zum Alltag – doch verarbeitet zu einer leckeren Creme lässt sich der Spekulatius nicht mehr nur als Keks, sondern auch als Brotaufstrich genießen.

Schwierigkeitsgrad: leicht
Portionen: 2
Zubereitungsdauer: 15 Minuten

Zutaten

25 g	Kokosöl, geschmolzen
25 g	Margarine
100 g	Gewürzspekulatius, vegan
50 ml	Pflanzendrink
¼ Teelöffel	Zimt
½ Teelöffel	Vanilleextrakt
¾ Teelöffel	Spekulatiusgewürz
½ Esslöffel	Puderzucker
	Abrieb einer Bio-Zitrone

Zubereitung

I. Die Zutaten alle zusammen in eine Schüssel geben und mithilfe eines Pürierstabs verarbeiten bis sich eine homogene Masse mit einer möglichst cremigen Konsistenz ergibt. Alternativ kann auch ein leistungsstarker Mixer verwendet werden um die Creme herzustellen.

II. Die Spekulatiuscreme in Schraubgläser umfüllen und im Kühlschrank lagern. Dort hält sich die Creme dann rund zwei Wochen.

Frühstück

Acai-Bowl

Acai gilt als eines der Superfoods schlechthin – darum darf ein Rezept damit natürlich nicht fehlen! Diese Bowl liefert dem Körper viele natürliche Antioxidantien, viele B-Vitamine, Ballaststoffe, Calcium, Eisen und Kalium. Mit mehr Kokoswasser verdünnt kann sie auch super als To-Go-Smoothie herhalten.

Schwierigkeitsgrad: leicht
Portionen: 2
Zubereitungsdauer: 15 Minuten

Zutaten

250 ml	Kokoswasser, ungesüßt
2 Teelöffel	Hanfsamen, geschält
1 Esslöffel	Ahornsirup
2 Esslöffel	Granatapfelkerne
3 Esslöffel	Acai-Pulver
3 Esslöffel	Beeren, frisch oder tiefgekühlt
3 Esslöffel	Granola
1	Kiwi
2	Bananen, in Scheiben eingefroren

Zubereitung

I. Um die Grundlage der Bowl zuzubereiten, zunächst einmal das Acai-Pulver, den Ahornsirup, die Beeren, die gefrorenen Bananenscheiben und das Kokoswasser in ein hohes Gefäß geben und mithilfe eines Pürierstabs zu einer glatten dickflüssigen Konsistenz verarbeiten.

II. Die Kiwi in schälen und in Stücke schneiden.

III. Den dickflüssigen Smoothie dann auf zwei Schüsseln verteilen und mit den Beeren, den Granatapfelkernen, dem Granola, den Hanfsamen und den Kiwistücken garniert servieren.

Ananas-Mango-Smoothie

Gerade wenn es morgens einmal schnell gehen muss, sollte ein Frühstück darunter dennoch nicht leiden müssen... Deshalb kommt hier die schnelle und sehr leckere Abhilfe!

Schwierigkeitsgrad: leicht
Portionen: 2
Zubereitungsdauer: 5 Minuten

Zutaten

Smoothie:

250 ml	Kokoswasser (alternativ frisches Wasser)
½ Teelöffel	Ingwer
2 Handvoll	frischer Spinat
¼	Ananas
1	Orange
2	Bananen, in Scheiben eingefroren

Außerdem:

1 Esslöffel	Chiasamen
½	Mango, reif

Zubereitung

I. Als erstes die Mango schälen, den Stein entfernen und das Fruchtfleisch in Stücke schneiden. Diese mit einem Pürierstab oder in einem Mixer zu einem Mangobrei verarbeiten und diesem dann die Chiasamen untermengen.

II. Dann alle für den Smoothie gedachten Zutaten in einen Mixer geben oder mit einem Pürierstab zu einem geschmeidigen Smoothie verarbeiten.

III. Den Smoothie in Gläser umfüllen und den Mango-Chia-Brei darüber verteilen.

Apfelbrot

Ob im Winter verfeinert mit Zimt oder pur im Sommer – Apfelbrot ist immer ein leckeres Frühstück.

Schwierigkeitsgrad: leicht
Portionen: ~ 15 Scheiben
Zubereitungsdauer: 20 Minuten
Koch-/Backzeit: 45 Minuten
Ruhezeit: 12 Stunden

Zutaten

65 g	grob gehackte Haselnüsse
100 g	Rohrzucker
125 g	Sultaninen
250 g	Dinkelmehl
500 g	Boskop-Äpfel
½ Teelöffel	Zimt
1 Teelöffel	Backpulver
½ Esslöffel	Kakao
1 Prise	gemahlene Nelken
2	Zitronen

Zubereitung

I. Zu Beginn die Äpfel unter lauwarmen Wasser abwaschen und ungeschält mit einem Hobel fein reiben.

II. Die Zitronen aufschneiden und mit einer Zitronenpresse den Saft auspressen.

III. Den geriebenen Äpfeln die Sultaninen, den Zitronensaft sowie den Zucker beifügen, alles gut miteinander verrühren und dann für 12 Stunden zum Ziehen in den Kühlschrank stellen.

IV. Nach der Ziehzeit die Apfelmischung aus dem Kühlschrank nehmen und die Haselnüsse, den Kakao, die Nelken und den Zimt unterrühren.

V. In einer weiteren Schüssel dann das Backpulver mit dem Dinkelmehl mischen und die Apfelmischung in das Mehl geben.

VI. Vorsichtig miteinander vermengen bis ein Teig mit einer relativ feuchten Konsistenz entsteht.

VII. Den Backofen auf 150°C vorheizen, dann eine Kastenform mit Backpapier auslegen – alternativ mit Margarine einfetten – und den feuchten Teig hineinfüllen. Das Backpapier als Verschluss der Form nutzen, in dem es eingeschlagen und ein wenig angedrückt wird.

VIII. Die Kastenform im Anschluss für etwa 40 Minuten im vorgeheizten Ofen backen, die Temperatur dann auf 200°C hochstellen und abschließend für 45 Minuten weiterbacken.

Baozi

Baozi, die aus der thailändischen Küche stammenden Hefeklößchen, sind ein traditionelles Frühstück, welches meist mit Fleisch zubereitet wird. In diesem Rezept in einer vollkommen fleischlosen, veganen und vor allem süßen Variante.

Schwierigkeitsgrad: leicht
Portionen: 2
Zubereitungsdauer: 20 Minuten
Koch-/Backzeit: 20 Minuten

Zutaten

250 g	Mehl
250 g	rote Bohnenpaste
175 ml	Wasser
½ Teelöffel	Salz
½ Esslöffel	Öl
½ Päckchen	Trockenhefe
½ Prise	Zucker

Zubereitung

I. Für den Teig alle Zutaten außer der Bohnenpaste in einer Schüssel miteinander vermengen und ordentlich kneten bis der Teig eine leicht zähe Konsistenz erhält. Den Teig dann für etwa eine Stunde an einen warmen Ort gehen lassen.

II. Sobald der Teig aufgegangen ist aus diesem sechs möglichst gleich große Kugeln formen. Diese dann mit einem Nudelholz auf eine Dicke von etwa 5 Millimetern ausrollen und in der Mitte dann jeweils 1 Esslöffel der Bohnenpaste platzieren.

III. Danach die Teigfladen wieder schließen – dazu am Rand etwas Wasser auftupfen und den Teig dann nach oben hin zusammendrücken. Die gefüllten Teigtaschen dann nochmals weitere 20 Minuten zum Gehen stehen lassen.

IV. Darauffolgend dann die Hefeklöße in einen Dampfkochtopf geben und auf mittlerer Stufe rund 20 Minuten mit geschlossenem Deckel dampfgaren. Alternativ kann zum Garen auch ein Kochtopf mit heißem Wasser benutzt werden mit einem Sieb, welches in den Topf gehängt und in dem die Klöße drapiert werden. Auch bei dieser Variante den Deckel auf den Topf setzen – dabei allerdings darauf achten, dass die Klöße ausreichend Abstand zum heißen Wasser haben.

Beeriger Frühstücksshake

Manchmal ist die Zeit morgens knapp und das Frühstück müsste gezwungenermaßen ausfallen – damit dies nicht mehr der Fall ist, kommt hier ein schnell zubereiteter Frühstücks-Vitaminlieferant.

Schwierigkeitsgrad: leicht
Portionen: 2
Zubereitungsdauer: 5 Minuten

Zutaten

100 g	Blaubeeren
200 g	Brombeeren
200 g	Natur-Soja-Joghurt
100 ml	Ananassaft

Zubereitung

I. Zunächst die Blau- und Brombeeren unter fließendem, kaltem Wasser abspülen und zum Trocknen auf ein Küchenpapier legen.

II. Den Joghurt zusammen mit dem Ananassaft und den Beeren – abgesehen von einer kleinen Menge, die zum Garnieren beiseite gestellt werden sollte – mit einem Pürierstab zu einem Shake verarbeiten.

III. Vor dem Servieren die beiseite gestellten Beeren auf dem Shake drapieren und möglichst gekühlt genießen.

Chia-Pudding mit Beeren (Low Carb)

Pudding mag sich im ersten Augenblick nicht besonders gesund anhören – ist es in diesem Fall aber, lecker, gesund und kohlenhydratarm.

Schwierigkeitsgrad: leicht
Portionen: 2
Zubereitungsdauer: 10 Minuten
Ruhezeit: 15 Minuten oder über Nacht

Zutaten

80 g	Chiasamen
200 ml	Hafermilch
	Beeren, frisch oder tiefgekühlt
	Sojajoghurt
	Ahornsirup / Walnusssirup
	Mandelblättchen, geröstet
	Sonnenblumenkerne, geröstet

Zubereitung

I. Zunächst die Chiasamen in eine Schüssel geben und mit der Hafermilch übergießen. Beides zusammen dann mit Frischhaltefolie abgedeckt über Nacht in den Kühlschrank geben, sodass die Chiasamen sich mit der Hafermilch vollsaugen können und so bis zu einem vierfachen Volumen zunehmen.

II. Am Morgen dann die Beeren entweder aus dem Tiefkühlfach nehmen und auftauen lassen oder eben das frische Obst mundgerecht zurecht schneiden. Die Beeren dann über dem Chiapudding verteilen und Sojajoghurt hinzugeben.

III. Um dem Pudding ein wenig Süße zu verleihen das Ganze mit Ahorn- beziehungsweise Walnusssirup verfeinern.

IV. Wer mag, kann nun noch in einer Pfanne ohne Fett Mandelblättchen oder auch Sonnenblumenkerne anrösten und diese ebenfalls über dem Pudding verstreuen.

Frühstücksbrei mit Gojibeeren und Apfel-Topping

Gojibeeren enthalten viele Vitamine und Antioxidantien, was sie zu einer optimalen Frühstückszutat werden lässt. Hier im Frühstücksbrei verarbeitet und getoppt mit Äpfeln ergibt sich ein abwechslungsreiches, nährstoffreiches und leckeres Frühstück!

Schwierigkeitsgrad: leicht
Portionen: 2
Zubereitungsdauer: 20 Minuten
Koch-/Backzeit: 10 Minuten
Ruhezeit: 15 Minuten

Zutaten

20 g	Gojibeeren
50 g	Dinkelflocken
50 g	Gerstenflocken
500 ml	Reis- oder Hafermilch
½ Esslöffel	Agavendicksaft
½ Prise	Salz
½	Zitrone
1	Apfel
1	Banane

Zubereitung

I. Als erstes den Frühstücksbrei zubereiten. Dafür die Reis- beziehungsweise Hafermilch in einem Topf zusammen mit dem Salz aufkochen lassen.

II. Dann die Dinkel- und Gerstenflocken hinzugeben, ordentlich unterrühren und nur noch bei niedriger Hitze und unter dauerhaftem Rühren für 10 Minuten weiterköcheln lassen.

III. Im Anschluss den Frühstücksbrei von der Herdplatte ziehen und die Gojibeeren hinzufügen. Den Brei mit Agavendicksaft süßen, dem Topf den Deckel aufsetzen und alles so für rund 15 Minuten stehen lassen, damit der Brei ordentlich durchziehen kann.

IV. In der Zwischenzeit die Banane zunächst schälen und dann in kleine Würfel schneiden. Den Saft der Zitrone auspressen und diesen mit den Bananenwürfel vermengen.

V. Den Apfel dann gründlich unter lauwarmen, fließendem Wasser abwaschen, mit einem Küchentuch trocknen und klein schneiden.

VI. Abschließend die Bananenwürfel dem Frühstücksbrei unterheben, das Ganze anrichten und die Apfelstücke als Garnitur darauf verteilen.

Frühstücksbrei mit Mandeln (Low Carb)

Dieser Frühstücksbrei ist neben den leckeren Mandeln eine super Alternative zu kohlenhydratreichen Frühstücksmöglichkeiten – denn hier kommt eine leckere Mahlzeit mit wenigen Kohlenhydraten, was mit Hanfsamen als Topping auch noch ein echter Eiweißlieferant ist!

Schwierigkeitsgrad: leicht
Portionen: 2
Zubereitungsdauer: 10 Minuten
Koch-/Backzeit: 10 Minuten

Zutaten

100 g	gemahlene Mandeln
200 ml	Mandelmilch
200 ml	Wasser
2 Teelöffel	Flohsamenschalen
2 Teelöffel	Vanille Extrakt
2 Teelöffel	Xylit
2 Teelöffel	Zimt
2 Prisen	Salz
	Beeren
	Chiasamen
	Hanfsamen
	Kokosraspeln
	Mandelblättchen

Zubereitung

I. Zunächst die Mandelmilch zusammen mit dem Wasser in einen Topf gießen und die gemahlenen Mandeln, Flohsamen sowie die Gewürze mit in den Topf hinzugeben.

II. Die Mandelmilch mit den anderen Zutaten auf niedriger Hitze unter permanentem Rühren erhitzen bis die Mandelmilch beginnt anzudicken – dabei darauf achten, dass die Milch nicht zu kochen beginnt.

III. Sobald die Milch andickt alles in Schalen umfüllen und einen kurzen Moment abwarten damit der Brei ein wenig abkühlen kann.

IV. Im Anschluss können die übrigen Zutaten für das Topping auf dem Frühstücksbrei verteilt werden.

Fruchtige Smoothie-Bowl mit Mango und Kiwi

Wer Smoothies gerne mag für den ist die Smoothie-Bowl genau das richtige – mit sommerlichem Geschmack nach Mango und Kiwi.

Schwierigkeitsgrad: leicht
Portionen: 2
Zubereitungsdauer: 20 Minuten

Zutaten

50 ml	Orangensaft
1 Esslöffel	gesüßte Cranberrys
1 Teelöffel	Leinsamen
1 Teelöffel	Pistazienkerne
¼	gelbe Paprika
½	Mango
½	Zitrone
1	Kiwis

Zubereitung

I. Zunächst die Mango schälen und den Kern aus dem Fruchtfleisch entfernen. Dieses anschließend in kleine Stückchen schneiden.

II. Die Paprikaschote zunächst unter lauwarmen, fließendem Wasser abwaschen und ebenfalls in kleine Stücke schneiden.

III. Dann die Zitrone in zwei Hälften schneiden und mithilfe einer Zitronenpresse den Saft herauspressen.

IV. Im Anschluss die Mango- und Paprikastücke zusammen mit dem Orangen- sowie Zitronensaft mithilfe eines Pürierstabs zu einem Smoothie verarbeiten.

V. Den Smoothie in Schüsseln umfüllen. Die Schale der Kiwi entfernen und dann in dünne Scheibchen schneiden. Die Pistazienkerne dann fein hacken und zusammen mit den Cranberrys, den Kiwischeiben und den Leinsamen über dem Smoothie verteilen.

Gemüse-Sandwich

In diesem Rezept wird ein Vollkorn-Sandwich zu einem morgendlichen Highlight – belegt mit vielen leckeren Gemüsesorten wird es zu einem optimalen Start in den Tag.

Schwierigkeitsgrad: leicht
Portionen: 2
Zubereitungsdauer: 10 Minuten

Zutaten

2 Handvoll	frischer Babyspinat
4 Scheiben	Vollkorn-Sandwichtoast
1 Prise	Kala Namak Salz
¼	Salatgurke
1	Avocado, reif
1	Tomate
	Basilikumblätter

Zubereitung

I. Zu Beginn die Avocado schälen und das Fruchtfleisch in Scheiben schneiden. Die Tomate unter fließendem lauwarmen Wasser abspülen und ebenfalls in Scheiben schneiden. Die Salatgurke ebenso grünlich abwaschen und längs in Scheiben schneiden.

II. Den Spinat zusammen mit den Basilikumblättern ebenfalls erst einmal unter lauwarmen Wasser gründlich abwaschen und mit einem Küchentuch etwas trocken tupfen.

III. Dann die Toastscheiben jeweils mit einer Avocadoscheibe belegen und diese mit dem Kala Namak-Salz würzen. Dann mit dem Belegen fortfahren und zunächst jeweils eine Gurkenscheibe, darauf dann Spinatblätter, Tomatenscheiben und abschließend Basilikumblätter schichten bevor die andere Toastbrotscheibe als Deckel das Sandwich abschließt.

IV. Die Sandwiches zuletzt noch diagonal durchschneiden um ihnen die bekannte Form zu verleihen und dann genießen.

Himbeer-Kokos-Grießbrei

Ein fruchtig leckerer Start in den Tag.

Schwierigkeitsgrad: leicht
Portionen: 2
Zubereitungsdauer: 15 Minuten
Koch-/Backzeit: 10 Minuten

Zutaten

100 g	Grieß
600 ml	Kokosmilch
4 Esslöffel	Himbeeren
4 Esslöffel	Kokosflocken
4 Esslöffel	Zucker

Zubereitung

I. Damit beginnen die Kokosmilch in einem Topf zusammen mit dem Zucker zu erhitzen. Sobald die Milch beginnt zu sprudeln den Grieß einrühren, von der Herdplatte ziehen und für etwa 5 Minuten aufquellen lassen.

II. Den Grieß dann auf einen Teller geben. Die Himbeeren kurz abspülen, ein wenig abtrocknen und auf dem Grieß verteilen.

III. Die Kokosflocken in eine Pfanne geben und für einen Moment auf mittlerer Hitze anrösten, dann ebenfalls auf dem Grieß verteilen und den Grieß im noch warmen Zustand servieren.

Knuspermüsli (Low Carb)

Ein beliebtes und vor allem leckeres Frühstück ist Müsli – doch wie wäre es dieses einmal selbst zu gestalten und dabei auch noch vollkommen kohlenhydratarm? Mit diesem Rezept ist es problemlos möglich!

Schwierigkeitsgrad: leicht
Portionen: 2
Zubereitungsdauer: 10 Minuten

Zutaten

4 Esslöffel	Kokosöl
6 Esslöffel	Ahornsirup
6 Esslöffel	Buchweizen
6 Esslöffel	Chiasamen
6 Esslöffel	Sonnenblumenkerne
12 Esslöffel	Leinsamen
16 Esslöffel	gemischte Flocken nach Wahl
16 Esslöffel	gemischte Nüsse (Haselnüsse, Mandeln, Paranüsse, Walnüsse)

Zubereitung

I. Alle benötigten Zutaten zusammen in eine Schüssel geben und mit dem Kokosöl vermengen bis alles feucht geworden ist und die einzelnen Zutaten aneinander haften. Dabei können einzelne Teile weiterhin vorhanden bleiben, da daraus kein homogener Teig entstehen sollte.

II. Ein Backblech mit Backpapier auslegen und darauf das feuchte Müsli verteilen. Das Ganze dann bei 180°C Umluft im Backofen backen bis das Müsli eine goldbraune Farbe annimmt.

III. Das Müsli danach aus dem Ofen nehmen, ein wenig auskühlen lassen und entweder mit einer veganen Milch oder mit Sojajoghurt zusammen genießen.

Milchreis mit Orangensauce

Ein Frühstück, auf das man sich freuen darf – leckerer süßer Milchreis mit einer fruchtigen Orangensauce – perfekt an sommerlichen Morgen oder auch in der kälteren Jahreszeit.

Schwierigkeitsgrad: leicht
Portionen: 2
Zubereitungsdauer: 30 Minuten

Zutaten

Milchreis:

125 g	Milchreis
500 ml	Mandelmilch
1 Prise	Salz
½	Vanilleschote

Orangensauce:

¼ Teelöffel	Ingwerpulver
¼ Teelöffel	Kardamom
½ Teelöffel	Zimt
½ Esslöffel	Speisestärke
2	Orangen
	Ahornsirup

Außerdem:

1 Teelöffel	essbare Blüten, getrocknet

Zubereitung

I. Mit der Zubereitung des Milchreises beginnen. Dafür die Vanilleschote der Länge nach einschneiden und den Milchreis zusammen mit der Mandelmilch, der eingeschnittenen Vanilleschote sowie dem Salz auf mittlerer Hitze aufkochen.

II. Dann die Hitze auf niedrige Temperatur regulieren und den Milchreis mit geschlossenem Deckel für rund 25 Minuten unter gelegentlichem Umrühren vor sich hin köcheln lassen.

III. Derweil die Orangensauce zubereiten. Dafür eine der beiden Orangen mithilfe einer Zitronenpresse entsaften – bei der zweiten Orange die Schale mithilfe eines Messers rundherum in schmalen Streifen abschneiden bis das Weiße der Orange vollständig vom Fruchtfleisch entfernt ist. Das Fruchtfleisch mit einem Messer dann in die einzelnen Filets schneiden.

IV. 2 Esslöffel des Orangensaftes abnehmen und mit der Speisestärke verrühren, dann für Erste beiseite stellen.

V. Den Rest des Saftes dann in einen Topf geben und mit den Gewürzen aufkochen, dann erneut ein wenig Speisestärke untermischen und das Ganze unter permanentem Rühren kurz aufkochen. Dann die Orangenfilets mit in den Topf geben und den Topfinhalt für weitere 3 Minuten unter gelegentlichem Umrühren köcheln lassen.

VI. Den Milchreis dann getoppt mit der Orangensauce und den Orangenfilets und garniert mit den essbaren Blüten servieren.

Müsliriegel mit Amarant

Ein knusprig, krosses Frühstück, das auch schnell auf dem Weg einmal gegessen werden kann falls morgens doch einmal die Zeit für ein ausgewogenes Frühstück fehlt.

Schwierigkeitsgrad: leicht
Portionen: 16 Müsliriegel
Zubereitungsdauer: 20 Minuten
Koch-/Backzeit: 30 Minuten

Zutaten

30 g	Sesamsamen, geschält
40 g	Amarant, gepufft
50 g	Cranberries, getrocknet
100 g	Agavendicksaft
100 g	Haferflocken
100 g	Rohrohrzucker
2 Esslöffel	Margarine, vegan
2 Esslöffel	Zitronensaft

Zubereitung

I. Im ersten Schritt den Backofen auf 160°C Umluft vorheizen.

II. Die Haferflocken und die Sesamsamen in eine Pfanne geben und ohne Zugabe von Fett anrösten bis beides eine goldbraune Farbe annimmt.

III. Derweil die Cranberries fein hacken. Den Agavendicksaft zusammen mit der Margarine und dem Zucker in einen Topf geben und erhitzen. Sobald die Margarine geschmolzen ist den Amarant, die angeröstete Flockenmischung, die gehackten Cranberries und den Zitronensaft hinzugeben und mit dem restlichen Topfinhalt ordentlich verrühren.

IV. Eine Auflaufform mit einer Größe von etwa 18 x 32 Zentimetern zur Hand nehmen und diese mit Backpapier auslegen. Auf dem Backpapier dann die Müslimischung etwa mit einer Dicke von 1 ½ Zentimetern verteilen und für 25 Minuten auf mittlerer Schiene in den vorgeheizten Ofen geben bis das Müsli eine goldbraune Färbung annimmt.

V. Die Auflaufform aus dem Ofen nehmen und auf einem Kuchengitter für rund 15 bis 30 Minuten auskühlen lassen. Das Müsli dann in 16 etwa gleich große Müsliriegel schneiden und diese dann noch einmal ohne die Auflaufform auf dem Kuchengitter für etwa 1 Stunde auskühlen lassen bis die Müsliriegel gänzlich kalt geworden sind.

Nuss-Granola mit Haferflocken und Heidelbeeren

Gerade in der warmen Jahreszeit ist dieses Frühstück ein leckerer Start in den Tag, der durch die vielen Früchte und die Abwechslung zwischen Nüssen, Granola und Haferflocken wirklich fit macht.

Schwierigkeitsgrad: leicht
Portionen: 2
Zubereitungsdauer: 20 Minuten

Zutaten

50 g	feine Haferflocken
200 g	Heidelbeeren
½ Esslöffel	Margarine, vegan
2 Esslöffel	Haselnusskerne
3 Esslöffel	Agavendicksaft
4 Esslöffel	Mandelsahne
6 Esslöffel	Mandeldrink
2 Zweige	Minze
2	Datteln, getrocknet und ohne Steine

Zubereitung

I. Damit beginnen die Heidelbeeren unter kaltem Wasser gründlich abzuspülen und sie danach erst einmal abtropfen zu lassen. Währenddessen die Haselnusskerne zerhacken, die Datteln hingegen in kleine Stückchen schneiden.

II. In einer Pfanne die Margarine auf mittlerer Hitze zerlassen, darin dann die Haferflocken, die gehackten Haselnüsse und 1 ½ Esslöffel Agavendicksaft unter mehrmaligem Rühren ein wenig anrösten lassen. Die Pfanne dann vom Herd ziehen und die Datteln hinzugeben.

III. Für die Garnitur zunächst 2 Esslöffel der Heidelbeeren beiseite stellen und den Rest der Heidelbeeren zusammen mit dem übrigen Agavendicksaft in ein hohes Gefäß geben und mithilfe eines Pürierstabs zu einem Heidelbeerpüree verarbeiten – dabei sollten jedoch noch kleinere Stückchen übrig bleiben.

IV. Die Flockenmischung dann auf zwei Gläser verteilen und jeweils 3 Esslöffel des Mandeldrinks über die Flockenmischung geben. Auf ihr dann das Heidelbeerpüree verteilen und darauf zum Abschluss noch die Mandelsahne drapieren.

Tipp: Wird die Flockenmischung in luftdichte Schraubgläser gefüllt und im Kühlschrank aufbewahrt, so hält sie sich bis zu 1 Woche.

Power-Drink mit Karotten und Orangen (Low Carb)

Ein kohlenhydratarmes Frühstück, welches einen Vitaminkick am Morgen verleiht – gesunde Nährwerte inklusive. Ein optimales Frühstück, wenn es einmal schnell gehen muss und doch lecker sein soll!

Schwierigkeitsgrad: leicht
Portionen: 2
Zubereitungsdauer: 5 Minuten

Zutaten

2 Gramm	Ingwer
100 g	Apfel
200 ml	Wasser
2 Prisen	Zimt
2	Möhren
2	Orangen

IV. Zu Beginn die Orange in zwei Hälften schneiden und den Saft mithilfe einer Zitronenpresse herauspressen.

V. Die Möhren mithilfe eines Sparschälers schälen und in kleine Stücke schneiden. Den Apfel zunächst waschen, dann in vier gleich große Stücke schneiden, das Kerngehäuse entfernen und das Fruchtfleisch in Würfel teilen.

VI. Dann den Ingwer zuerst schälen und diesen dann ebenfalls kleinschneiden.

VII. Alle Zutaten zusammen mit dem Wasser in ein hohes Gefäß geben und mit einem Pürierstab zu einem Frühstücksdrink verarbeiten. Diesen in ein Glas umfüllen und servieren.

Rührei

Ob zu Brot, zu Bohnen oder pur – ob mit Schnittlauch, mit Lauchzwiebeln oder ohne alles – Rührei ist immer ein leckeres Frühstück.

Schwierigkeitsgrad: leicht
Portionen: 2
Zubereitungsdauer: 10 Minuten
Koch-/Backzeit: 10 Minuten

Zutaten

50 g	Schnittlauch
100 g	Räuchertofu
100 g	Seidentofu
200 g	Tofu Natur
10 ml	Rapsöl
1 Prise	Kurkuma
1 Prise	Salz
1	Zwiebel
	Salz
	Pfeffer

Zubereitung

IV. Mit der Zubereitung des Räuchertofus beginnen. Dafür zunächst die Zwiebel schälen und fein würfeln, den Seidentofu in dünne Streifen schneiden und beides in einer Pfanne mit heißem Öl ein wenig anbräunen lassen.

V. In der Zwischenzeit den Natur-Tofu zubereiten. Diesen mithilfe einer Gabel in kleine Stückchen zerkleinern und 1 Prise Kurkuma sowie 1 Prise Salz hinzugeben und mit dem Tofu vermischen. Im Anschluss die Tofumischung ebenfalls in die Pfanne geben und auch diese anbraten bis sie beginnt sich leicht braun zu verfärben.

VI. Zuletzt den Seidentofu verarbeiten, indem dieser in relativ grobe Stücke zerkleinert wird und dann zu den beiden anderen Tofusorten in die Pfanne geben. Alles mit Salz und Pfeffer abschmecken und weiterbraten lassen bis es zu einer einheitlichen Rührei-Masse wird.

VII. In der Zwischenzeit den Schnittlauch kleinschneiden, sodass kleine Röllchen entstehen – diese abschließend auf dem fertigen Rührei verteilen und servieren.

Tipp: Der Räuchertofu sorgt für einen würzigen Geschmack und der Seidentofu lässt das Rührei saftig werden – sollten sie allerdings nicht zur Hand sein, so kann auch auf sie verzichtet und stattdessen ausschließlich der Natur-Tofu verwendet werden.
Bei der Verwendung des Kurkumas unbedingt vorsichtig sein, denn eigentlich ist dieses für die gelbliche Färbung des Tofus gedacht um eine möglichst Rührei-getreue Farbe zu erzeugen – jedoch sorgt eine zu große Menge für einen nicht mehr genießbaren Geschmack.

Winter Porridge mit Datteln und Zimt

Haferbrei mag sich erst einmal nicht unbedingt nach einem wirklich leckeren Frühstück anhören, doch er kann richtig lecker sein. Und nicht nur das, er steckt auch noch voller Vitamine und wichtiger Eiweiße.

Schwierigkeitsgrad: leicht
Portionen: 2
Zubereitungsdauer: 10 Minuten

Zutaten

120 g	Haferflocken
200 ml	Pflanzenmilch
1 Teelöffel	Kokosöl
1 Teelöffel	Zimt
4	Medjoul-Datteln

Zubereitung

I. Als erstes 300 Milliliter Wasser aufkochen. Die Haferflocken in einen Topf geben und mit dem kochenden Wasser aufgießen. Die Haferflocken-Wassermischung so einige Zeit stehen lassen, damit die Haferflocken das gesamte Wasser aufgesogen haben und somit sowohl aufgequollen als auch deutlich weicher geworden sind.

II. Dann die Milch aufgießen und den Topfinhalt für 5 bis 10 Minuten bei mittlerer Hitze vor sich hin köcheln lassen, sodass sich eine cremige Masse ergibt.

III. Anschließend den Zimt unter den Porridge rühren und ein wenig mitköcheln lassen.

IV. Derweil die Datteln in mundgerechte Stückchen kleinschneiden, ebenfalls mit in den Topf geben, noch einmal alles ordentlich miteinander verrühren und dann servieren.

Zebrabrot mit Bananen und Schokolade

Ob zu Brot, zu Bohnen oder pur – ob mit Schnittlauch, mit Lauchzwiebeln oder ohne alles – Rührei ist immer ein leckeres Frühstück.

Schwierigkeitsgrad: leicht
Portionen: 10 Scheiben
Zubereitungsdauer: 20 Minuten
Koch-/Backzeit: 60 Minuten

Zutaten

20 g	Kakaopulver
30 g	Kokosöl, zerlassen
35 g	dunkle Schokolade (85% Kakao)
40 g	Kokosblütenzucker (alternativ brauner Zucker)
50 g	Mandeln, gemahlen
140 g	Mehl
125 ml	Sojamilch
¼ Teelöffel	Natron
¼ Teelöffel	Vanille, gemahlen
1 Teelöffel	Backpulver
1 Esslöffel	Chiasamen
2 Esslöffel	Ahornsirup
2 Esslöffel	Sojamilch
3 Esslöffel	Wasser
1 Prise	Salz
1	Banane zum Dekorieren
3	Bananen, reif

Zubereitung

I. Zunächst eine Kastenform mit einer Länge von etwa 22 Zentimetern einfetten und mit Backpapier auslegen. Den Backofen derweil auf 180°C Ober-/Unterhitze vorheizen.

II. Das Kokosöl in der Mikrowelle oder in einem Topf zerlassen und leicht abkühlen lassen. Unterdessen die Chiasamen mit dem Wasser in eine Schüssel geben und für rund 5 Minuten aufquellen lassen.

III. In der Zwischenzeit die drei Bananen schälen, in eine Schüssel geben und mithilfe einer Gabel zu einer püreeartigen Konsistenz verarbeiten.

IV. Dem Bananenpüree den Ahornsirup, das Kokosöl sowie die 125 Milliliter Sojamilch unterrühren.

V. In einer anderen Schüssel die trockenen Zutaten – außer die Schokolade und das Kakaopulver – vermischen und dann die flüssigen Zutaten – außer den 2 Esslöffeln Sojamilch – sowie die aufgequollenen Chiasamen mit dem restlichen Schüsselinhalt vermischen.

VI. Den Teig in zwei Hälften teilen und einen Teil des Teiges in eine andere Schüssel geben. Aus der einen Teighälfte dann den dunklen Teig herstellen – dafür die dunkle Schokolade fein hacken und zusammen mit dem Kakaopulver und der Sojamilch mit dem Teig vermengen.

VII. Damit in der Kastenform der Zebra-Effekt entsteht mithilfe eines Esslöffels im Wechsel den hellen und den dunklen Teig übereinander in der Kastenform verteilen.

VIII. Die übrig gebliebene Banane der Länge nach teilen und auf der Oberfläche des Teiges platzieren.

IX. Das Brot anschließend in den vorgeheizten Ofen schieben und auf mittlerer Schiene für etwa 50 bis 60 Minuten backen lassen. Sollte die Oberfläche des Teigs nach 40 Minuten bereits zu dunkel werden, so die Kastenform einfach mit einem Stück Alufolie bedecken bis die Backzeit vorüber ist. Um dies noch einmal zu prüfen mithilfe eines Stäbchens testen, ob beim Einstechen in das Brot noch Teig am Stäbchen haften bleibt. Ist dies nicht der Fall, so kann das Zebrabrot aus dem Ofen genommen und für 15 Minuten zum Abkühlen stehen gelassen werden.

X. Dann das Brot aus der Kastenform nehmen und auf einem Kuchengitter platzieren, wo es endgültig auskühlen gelassen wird.

Vorspeisen

Auberginen-Röllchen

Eine lecker pikante Vorspeise mit fruchtigen Tomaten und Oliven.

Schwierigkeitsgrad: leicht
Portionen: 2
Zubereitungsdauer: 30 Minuten
Koch-/Backzeit: 15 Minuten

Zutaten

100 g	Tomatenmark
1 Esslöffel	Olivenöl
½ Zweig	Rosmarin
½ Zweig	Thymian
2 Zweige	Oregano
½	Aubergine
1	Knoblauchzehe
1 ½	Zwiebel
6	Oliven
6	Tomaten, getrocknet
	Knoblauchpulver
	Kräuter der Provence als Alternative zu den Kräuterzweigen
	Salz
	Pfeffer

Zubereitung

I. Als erstes die Auberginen gründlich unter fließendem lauwarmen Wasser abspülen, dann in Scheiben schneiden. Die Auberginenscheiben in etwas Olivenöl in einer Pfanne von beiden Seiten anbraten – dabei jeweils die gerade nicht bratende Seite mit Knoblauchpulver, Salz und Pfeffer würzen. Die frischen Kräuter ebenfalls in die Pfanne geben und mitbraten.

II. Unterdessen die Zwiebeln und den Knoblauch schälen, dabei die Zwiebeln in Scheiben schneiden und den Knoblauch fein würfeln. Beides mit in die Pfanne geben – dabei am Rand verteilen.

III. Sobald die Auberginen fertig gebraten sind, den Knoblauch und die Zwiebeln in der Pfanne verteilen und mit Tomatenmark vermengen. Alle drei Zutaten für einen kurzen Augenblick anrösten bevor der frische Oregano ebenfalls in die Pfanne gegeben wird. Unter Umständen den Pfanneninhalt mit Salz und Pfeffer abschmecken.

IV. Danach die Knoblauch-Tomaten-Zwiebelmischung aus der Pfanne nehmen und gleichmäßig auf den Auberginenscheiben verteilen. Dann die getrockneten Tomaten darauf geben und die Aubergine zu einer Roulade zusammenrollen. Das Ganze mithilfe eines Holzspießes fixieren.

V. Auf die Spieße jeweils eine Olive stecken und nach Belieben mit Rucola oder gehackter Petersilie dekorieren.

Backkartoffel-Salat

Vorbei mit der Zeit des typischen Kartoffelsalates, gerade im Frühling und Sommer wird dieser Kartoffelsalat zu einem absoluten Highlight mit frischen Kräutern – lecker, sommerlich, frisch.

Schwierigkeitsgrad: leicht
Portionen: 2
Zubereitungsdauer: 45 Minuten

Zutaten

100 g	Champignons, braun
400 g	La-Ratte-Kartoffeln
½ Esslöffel	Agavendicksaft
1 Esslöffel	Limettensaft
3 ½ Esslöffel	Olivenöl
¼ Bund	Dill
¼ Bund	Oregano
½ Bund	Rucola (alternativ gemischte Wildkräuter wie Giersch, Löwenzahn, Rapsblüten, Schafgarbe, Sauerampfer)
½ Bund	Schnittlauch
½	Paprika, rot
	Salz

Zubereitung

I. Zunächst den Backofen auf 225°C Ober-/Unterhitze vorheizen oder die Umluft-Stufe bei 200°C ohne Vorheizen nutzen.

II. Die Kartoffeln mit einer Gemüsebürste ordentlich unter fließendem lauwarmem Wasser reinigen und dann mit der Schale in vier Teile schneiden.

III. Die Kartoffelviertel dann zusammen mit 1 ½ Esslöffeln Öl und Salz in eine Schüssel geben und gut miteinander vermengen. Die Kartoffelviertel sollten dabei vollständig mit dem Öl bedeckt sein.

IV. Ein Backblech mit Backpapier auslegen und die Kartoffelecken darauf verteilen. Das Blech dann für rund 25 Minuten auf der mittleren Schiene in den Ofen geben.

V. Derweil die Champignons mit einer Bürste vorsichtig reinigen und unter Umständen vorsichtig mit Wasser abspülen, in dem Fall dann mit einem Küchentuch leicht trocken tupfen. Die großen Champignons dann vierteln und die kleineren halbieren.

VI. In einer Pfanne dann die restlichen 1 ½ Esslöffel des Öls auf Temperatur bringen und die halbierten und geviertelten Champignons unter mehrmaligem Wenden darin für circa 4 Minuten auf mittlerer Hitze anbraten, dabei ein wenig Salz hinzugeben.

VII. Unterdessen die Paprika unter fließendem lauwarmem Wasser abspülen, das Kerngehäuse entfernen und die Paprika selbst in kleine Stücke schneiden. Dann die Kräuter ebenfalls waschen, ein wenig abtrocknen und die Blätter vom Stiel trennen. Die Kräuterblätter dann fein hacken und zusammen mit der Paprika und den Champignons aus der Pfanne in eine Schüssel geben.

VIII. Den Rucola unter fließendem Wasser abwaschen und ein wenig trocken schütteln.

IX. Dann das Dressing zubereiten. Dafür den Agavendicksaft zusammen mit dem Limettensaft und dem Öl in eine kleine Schüssel geben und alle drei Flüssigkeiten gut miteinander verrühren, dabei ein wenig Salz unterrühren.

X. Nach etwa 25 Minuten die Kartoffelecken aus dem Backofen nehmen – dabei sollten sie von außen eine ordentliche Bräunung erhalten haben und von innen gar sein. Die Kartoffeln dann ein wenig abkühlen lassen.

XI. Die abgekühlten Kartoffeln dann zu den anderen Zutaten in die Schüssel hinzugeben und alles zusammen mit dem Dressing gut vermengen. Den Kartoffelsalat noch mit ein wenig Salz und Pfeffer würzen und abschließend auf einem Bett aus Rucola servieren.

Brotsalat

Ein sommerlicher Salat der besonderen Art, der durch Oliven, Rucola und Tomaten besonders geschmackvoll wird und sich auch gut zum Mitnehmen eignet.

Schwierigkeitsgrad: mittel
Portionen: 2
Zubereitungsdauer: 30 Minuten

Zutaten

20 g	Oliven, schwarz und entsteint
50 g	Kapernäpfel
50 g	Rucola (alternativ Babyspinat, Friséesalat oder rote Mangoldblätter)
70 g	Ciabatta (alternativ Roggenbrot)
150 g	Kirschtomaten
200 g	Salatgurke
½ Teelöffel	Zucker
2 Teelöffel	Dijonsenf
1 ½ Esslöffel	Sherryessig
2 ½ Esslöffel	Olivenöl
2 Stiele	Basilikum
1	Knoblauchzehe
1	Paprikaschote, gelb
1	Zwiebel
	Salz
	Pfeffer

Zubereitung

I. Zunächst die Paprika unter fließendem lauwarmen Wasser abspülen, dann mithilfe eines Sparschälers dünn schälen, die Paprika vierteln, dabei das Kerngehäuse entfernen und den Rest der Paprika in möglichst dünne Streifen kleinschneiden.

II. Die Gurke ebenfalls mit einem Sparschäler schälen und der Länge nach in zwei Hälften schneiden. Mithilfe eines Teelöffels die Kerne entfernen und die halbierten Gurken jeweils in dünne Scheiben schneiden oder alternativ mit einer Reibe verarbeiten und mit einer kleinen Menge Salz würzen.

III. Dann die Zwiebel schälen und in zwei Hälften schneiden, diese dann ebenfalls in möglichst dünne Streifen schneiden. Den Knoblauch hingegen erst schälen und dann fein zerhacken.

IV. Anschließend das Dressing zubereiten, indem der Essig mit dem Salz, dem Senf und dem Pfeffer ordentlich vermengt wird. Dabei immer wieder ein wenig mehr der 2 Esslöffel Öl nachgießen und erneut unterrühren.

V. Das Dressing dann über die Gurkenscheiben, Paprika- und Zwiebelstreifen sowie den gehackten Knoblauch geben, alles miteinander vermengen und erst einmal durchziehen lassen.

VI. Derweil das Brot in grobe Stücke schneiden und in eine Pfanne geben, dort ohne die Beigabe von Fett anrösten bis die Brotstücke goldgelb werden, dann aus der Pfanne entnehmen und erst einmal beiseite stellen.

VII. In der Zwischenzeit den Rucola unter fließendem lauwarmen Wasser abwaschen und trocknen. Gleiches mit dem Basilikum wiederholen, diesem dann die Blätter vom Stiel zupfen und zusammen mit dem Rucola in kleine Stücke rupfen.

VIII. Im Anschluss die Tomaten ebenfalls zunächst abwaschen und dann trocknen. Das übrig gebliebene Öl in eine Pfanne geben, auf Temperatur bringen und die Tomaten als Ganzes im heißen Öl für rund 3 bis 4 Minuten anbraten bis sie eine dezent bräunliche Färbung annehmen und beginnen aufzuplatzen.

IX. Die Tomaten dann mit Salz, Pfeffer und Zucker würzen und zum übrigen Salat geben. Den Bratensatz der Tomaten danach mit 2 Esslöffeln Wasser verdünnen und zusammen mit den beiseite gestellten Brotwürfeln, dem Basilikum und dem Rucola ebenfalls in den Salat geben und noch einmal alles ordentlich miteinander vermengen.

X. Die Kapernäpfel kurz abspülen, trocknen und mit den Oliven über dem Salat verteilen.

Curry-Glasnudelsuppe

In der thailändischen Küche findet man häufig Gerichte mit Curry – in diesem Rezept wird das Curry in einer Glasnudelsuppe zubereitet, während Süßkartoffeln den Geschmack abrunden.

Schwierigkeitsgrad: leicht
Portionen: 2
Zubereitungsdauer: 20 Minuten
Koch-/Backzeit: 15 Minuten

Zutaten

100 g	Glasnudeln
400 ml	Kokosmilch
800 ml	Gemüsebrühe
1 Teelöffel	Ingwer
1 Esslöffel	Limettensaft
1 Esslöffel	Sojasauce
2 Esslöffel	rote Currypaste
1 Handvoll	Korianderblätter
1 Handvoll	Sojasprossen
1	Süßkartoffel
1	Zwiebel
2	Knoblauchzehen
2	Pak Choi

Zubereitung

I. Den Pak Choi zunächst einmal unter fließendem, lauwarmen Wasser abspülen um ihn anschließend in dünne Streifen zu schneiden – dabei den grünen Teil zur Seite stellen.

II. Den Knoblauch schälen und zusammen mit dem Koriander fein hacken, die Süßkartoffel hingegen in kleine Würfel schneiden. Die Zwiebel erst schälen, dann in zwei Hälften zu teilen und in dünne Scheiben zu schneiden.

III. Eine kleine Menge Öl in einen großen Topf geben, auf mittlerer Hitze erhitzen und den gehackten Knoblauch hinzugeben. Diesen anbraten bis er glasig wird.

IV. In der Zwischenzeit den Ingwer schälen und fein hacken, dann zusammen mit der roten Currypaste zum glasig angebratenen Knoblauch geben und für einen Moment mitkochen.

V. Den Topfinhalt dann mit der Gemüsebrühe aufgießen und die gewürfelte Süßkartoffel sowie den weißen Teil des Pak Choi unterrühren und für weitere 5 Minuten mitgaren.

VI. Im Anschluss die Kokosmilch, die Sojasauce sowie den Zitronensaft unterrühren. Dann die Nudeln und den beiseite gestellten grünen Teil des Pak Chois ebenfalls in den Topf geben und für etwa 3 Minuten aufkochen.

VII. Die fertigen Curry-Glasnudeln auf Tellern verteilen und darauf als Garnitur den übrigen Koriander, die Sojasprossen sowie die Zwiebelscheiben drapieren.

Festival

Eine in Jamaika sehr geläufige Vorspeise ist Festival, ein frittiertes Maisbrot.

Schwierigkeitsgrad: leicht
Portionen: 2
Zubereitungsdauer: 15 Minuten

Zutaten

75 g	brauner Zucker
115 g	Weizenmehl
150 g	Maismehl
125 ml	Pflanzenöl
½ Teelöffel	Salz
1 Teelöffel	Backpulver
1 Esslöffel	Sojamehl

Zubereitung

I. Alle trockenen Zutaten in eine Schüssel geben, eine kleine Menge Wasser hinzugeben und beginnen den Schüsselinhalt zu einem festen Teig zu verarbeiten. Dabei solange Wasser nachgießen bis die feste Konsistenz erreicht ist.

II. Den Teig dann immer in gleich große Stücke reißen, diese dann in eine ovale Form kneten.

III. In eine gusseiserne Pfanne so viel Pflanzenöl gießen bis der Boden mehrere Zentimeter mit dem Öl bedeckt ist. Dieses dann auf etwa 190°C erhitzen.

IV. Die ovalen Teigbälle dann zum Ausbacken in das heiße Öl legen und frittieren lassen bis der Teig eine goldbraune Färbung annimmt.

V. Die Teigbälle dann aus dem heißen Öl nehmen, auf einem Küchenpapier ausbreiten und so das überschüssige Fett abtropfen lassen.

Gegrillte Süßkartoffeln

Süßkartoffeln können zwar eine grandiose Beilage sein, doch schmecken sie in gegrillter Form und pur noch viel besser.

Schwierigkeitsgrad: leicht
Portionen: 2
Zubereitungsdauer: 40 Minuten

Zutaten

375 g	Süßkartoffeln
½ Teelöffel	Estragon, getrocknet
½ Teelöffel	Korianderkörner
½ Teelöffel	Thymian, getrocknet
2 Esslöffel	Olivenöl
½	Chilischote, getrocknet
1	Knoblauchzehe
	Öl zum Bestreichen
	Salz
	Pfeffer

Zubereitung

I. Als erstes die Marinade herstellen. Dafür die Chilischote zusammen mit den Korianderkörnern in einen Mörser geben und fein zermahlen. Den Estragon und den Thymian mit in den Mörser geben und noch einmal ordentlich zerstoßen.

II. Den Knoblauch zunächst schälen und dann mit einer Knoblauchpresse zu den Zutaten in den Mörser pressen, Salz und Pfeffer beimengen und alles miteinander vermischen. Dann das Olivenöl unterrühren.

III. Die Süßkartoffeln als nächstes unter fließendem lauwarmen Wasser gründlich abspülen und mithilfe eines Sparschälers schälen. Die Süßkartoffeln dann in Scheiben mit einer Dicke von etwa 2 Zentimetern schneiden.

IV. Die Süßkartoffelscheiben mit der Marinade aus dem Mörser ordentlich bestreichen und mit Alufolie abdecken – so für etwa 30 Minuten durchziehen lassen.

V. Derweil den Grill auf Temperatur bringen und das Grillrost mit Öl ein wenig einfetten. Nach der halben Stunde dann die marinierten Süßkartoffelscheiben auf dem Grill verteilen und auf mittlerer Hitze je Seite etwa 7 Minuten lang grillen. Dabei ist es jedoch wichtig darauf zu achten, dass die Hitze zu keinem Zeitpunkt zu heiß wird, da die Süßkartoffelscheiben ansonsten von außen bereits sehr dunkel werden, während sie innen noch gar sind.

VI. Die Kartoffeln danach vom Rost nehmen und auf einem Teller zusammen mit der übrigen Marinade servieren.

Gurkensalat (Low Carb)

Eine besonders erfrischende Vorspeise, die besonders in der wärmeren Jahreszeit oftmals auf den Tisch kommt. Ob zu Gegrilltem oder einfach pur – dieser Gurkensalat ist immer eine Köstlichkeit und dazu auch noch kohlenhydratarm.

Schwierigkeitsgrad: leicht
Portionen: 2
Zubereitungsdauer: 10 Minuten

Zutaten

30 g	Frühlingszwiebeln
400 g	Gurken
2 Esslöffel	Olivenöl
4 Stängel	Petersilie
2 Prisen	Meersalz
2 Prisen	Pfeffer

Zubereitung

I. Zunächst die Gurke unter fließendem lauwarmen Wasser gründlich abwaschen, abtrocknen und mithilfe einer Reibe zu dünnen Scheiben verarbeiten. Alternativ kann die Gurke auch mit einem Messer in möglichst dünne Scheiben geschnitten werden.

II. Die Frühlingszwiebel ebenfalls abspülen, die Enden abschneiden und in feine Ringe kleinschneiden. Die Petersilie waschen, trocknen, die Blätter abzupfen und diese fein zerhacken.

III. Die Gurkenscheiben dann in einer Schüssel mit den Frühlingszwiebeln, dem Olivenöl und der Petersilie vermengen.

IV. Den Gurkensalat abschließend noch einmal mit Salz und Pfeffer würzen bevor er serviert wird.

Jamaika-Reis

In Jamaika zählt Reis zu einer der beliebtesten Vorspeisen – doch langweilig war gestern, hier kommt durch Kidneybohnen und Kokosmilch Geschmack in die Sache.

Schwierigkeitsgrad: mittel
Portionen: 2
Zubereitungsdauer: 5 Minuten
Koch-/Backzeit: 25 Minuten

Zutaten

125 g	Kidneybohnen
250 g	Langkornreis
300 ml	Kokosmilch
1 Zweig	Thymian
1	Frühlingszwiebel
	Salz
	Pfeffer

Zubereitung

I. Die Kidneybohnen abgießen, abtropfen lassen und dann zusammen mit 180 Millilitern Wasser in einem Topf für rund 10 Minuten kochen lassen.

II. Derweil die Frühlingszwiebel säubern, die Enden abschneiden und die Frühlingszwiebel fein hacken. Den Thymian abspülen, trocknen lassen und ebenfalls zerhacken.

III. Nach 10 Minuten die Kokosmilch zusammen mit den gehackten Frühlingszwiebeln und dem gehackten Thymian zu den Kidneybohnen in den Topf geben. Das Ganze mit Salz und Pfeffer würzen, dann für weitere 5 Minuten kochen lassen.

IV. Im Anschluss den Reis hinzugeben, unterrühren und zugedeckt auf niedriger Hitze für etwa 10 Minuten köcheln lassen bis der Reis eine weiche Konsistenz entwickelt und die gesamte Flüssigkeit aufgesogen ist.

Karotten-Spargel-Pfanne (Low Carb)

Eine leckere und gesunde Vorspeise, die innerhalb kürzester Zeit mit geringem Aufwand zubereitet ist.

Schwierigkeitsgrad: leicht
Portionen: 2
Zubereitungsdauer: 10 Minuten
Koch-/Backzeit: 4 Minuten

Zutaten

320 g	grüner Spargel
3 Teelöffel	geschälte Hanfsamen
2 Esslöffel	cremiges Kokosöl
2 große	gelbe Karotten
einige	Rote-Beete-Sprossen
	Salz
	Pfeffer
	Parmesanersatz

Zubereitung

I. Den grünen Spargel waschen, das Ende ein Stück weit abschneiden und schräg in Scheiben schneiden – alternativ kann auch bereits küchenfertig geschnittener Spargel gekauft werden.

II. Kokosöl in eine Pfanne geben und auf mittlerer Hitze schmelzen. Darin dann für rund 2 Minuten die Spargelscheiben braten.

III. Die Karotten können währenddessen bereits geschält und mit einer Reibe klein gehobelt und dann zum Spargel in die Pfanne gegeben werden.

IV. Nach einer Minute die Hanfsamen mit in die Pfanne geben und mit den Gewürzen abschmecken.

V. Den gewählten Parmesanersatz mit in die Pfanne geben und unterrühren – sollte richtiger Parmesan verwendet werden, kann unter Umständen auf die Verwendung des Salzes verzichtet werden.

VI. Die Rote-Beete-Sprossen für einen kurzen Moment unter laufendem Wasser abwaschen und auf dem fertigen Gericht verteilen.

Kokosnuss-Süppchen mit Mais Thai Art

Kokosnuss ist ein Muss in der thailändischen Küche – verarbeitet als Suppe wird die Kokosnuss zu einer echten Erfrischung, vor allem wenn Mais sie noch ergänzt. Eine besonders leckere Vorspeise, gerade im Sommer!

Schwierigkeitsgrad: leicht
Portionen: 2
Zubereitungsdauer: 30 Minuten

Zutaten

200 g	Lauchzwiebeln
425 ml	Kokosmilch, cremig
2 Esslöffel	Öl
1 Dose	Mais
1 – 1 ½ Zentimeter	Ingwer
1 Becher	Bouillon Pur Gemüse
	Salz
	Pfeffer

Zubereitung

I. Damit beginnen die Lauchzwiebeln zu reinigen und sie unter fließendem lauwarmem Wasser abzuspülen. Die Lauchzwiebeln dann ein wenig abtrocknen, die Enden abschneiden und den Rest der Lauchzwiebel in dünne Ringe schneiden. Vom Lauchzwiebelgrün 1 Esslöffel abnehmen und beiseite legen.

II. Den Mais durch ein Sieb abgießen und abtropfen lassen. Derweil das Öl in einen Topf geben und erhitzen sowie den Ingwer schälen und fein hacken.

III. Im Anschluss den gehackten Ingwer sowie die Lauchzwiebelringe in das erhitzte Öl geben und unter mehrmaligen Wenden für etwa 3 bis 4 Minuten andünsten lassen.

IV. Vom Mais 1 Esslöffel abnehmen, den Rest mit in den Topf geben und ebenfalls einen kurzen Moment andünsten. Den Topfinhalt dann mit der Kokosmilch und 600 Milliliter Wasser ablöschen und aufkochen lassen.

V. Sobald die Flüssigkeit aufkocht, die Bouillon hinzugeben und ordentlich unterrühren. Dann für weitere 7 Minuten auf mittlerer Hitze köcheln lassen.

VI. Anschließend den Topf vom Herd ziehen und mithilfe eines Pürierstabs den Topfinhalt zu einer cremigen Suppe verarbeiten. Diese dann mit Salz und Pfeffer würzen und in Becher umfüllen. Zum Servieren das Süppchen dann noch mit dem beiseitegelegten Lauchzwiebelgrün und dem Mais garnieren.

Kokosnuss-Spinat-Suppe (Low Carb)

Eine etwas ungewöhnliche aber doch leckere Kombination sind Kokosnuss und Spinat.

Schwierigkeitsgrad: leicht
Portionen: 2
Zubereitungsdauer: 10 Minuten
Koch-/Backzeit: 10 Minuten

Zutaten

375 g	Babyspinat
150 ml	Gemüsebrühe
½ Dose	Kokosmilch (400 Milliliter Füllmenge)
½	Zwiebel
	Olivenöl
	Salz
	Pfeffer
	Schnittlauch

Zubereitung

I. Mit dem Würfeln der Zwiebeln beginnen. Diese dann in ein wenig Olivenöl andünsten.

II. Den Spinat waschen und im noch nassen Zustand mit in den Topf geben damit er zerfällt.

III. Dem Ganzen die Gemüsebrühe sowie die Kokosmilch beifügen, unterrühren und für etwa 5 Minuten kochen lassen.

IV. Anschließend mit einem Pürierstab zu einer cremigen Suppe verarbeiten und mit Salz und Pfeffer abschmecken.

V. Den Schnittlauch fein schneiden und über die Suppe geben.

Kürbissuppe las Jamaiquinas

Eine Kürbissuppe der besonderen Art, die durch den außergewöhnlichen Geschmack der Jamaikanischen Küche besticht.

Schwierigkeitsgrad: mittel
Portionen: 2
Zubereitungsdauer: 60 Minuten
Koch-/Backzeit: 60 Minuten

Zutaten

60 g	Kartoffeln
60 g	Süßkartoffeln
60 g	Wasserbrotwurzeln / Taro
60 g	Yamswurzeln
100 g	Mehl
2 Esslöffel	Gemüsebrühe (alternativ Jamaican Green Seasoning)
½ Dose	Kokosmilch
1 Stiel	Thymian
½ Prise	Salz
½	Frühlingszwiebel
½	gelbe Pfefferschote
½	Hokkaidokürbis
1	Maiskolben
1	Möhre
5	Okraschoten

Zubereitung

I. Mit der Vorbereitung des Hokkaidos beginnen. Diesen dafür zunächst gründlich unter lauwarmen fließenden Wasser abwaschen, aufschneiden und das Fruchtfleisch in kleine Stückchen schneiden. Die Kürbisstücke in einen Topf geben und vollständig mit Wasser bedecken. Das Ganze dann auf höchster Stufe kochen lassen bis sich eine cremige Masse ergibt.

II. Unterdessen die weiteren Zutaten vorbereiten – die Frühlingszwiebeln zunächst ebenso abwaschen, dann die Enden abtrennen. Die Möhre mithilfe eines Sparschälers schälen und in kleine Scheiben schneiden. Den Maiskolben in Griffweite legen und die Kartoffeln genau wie die Möhre schälen und in kleine Stücke schneiden.

III. Aufgrund der Tatsache, dass sich das Taro und die Yams schnell zu verfärben beginnen, ist es wichtig, diese beiden Zutaten erst später zu schälen um sie dann unverzüglich der Suppe hinzuzugeben.

IV. Für den Teig zur Herstellung der Dumplings zunächst 100 Gramm Mehl zusammen mit einer halben Prise des Salzes in einer Schüssel zusammen mit einer ¼ Tasse kaltem Wasser verkneten. Der entstehende Teig sollte dabei eine feste, jedoch nicht klebrige Konsistenz ergeben. Jedoch sollte bei der Zugabe des Wassers vorsichtig vorgegangen und lieber mit kleinen Mengen bis zur Wunschkonsistenz gearbeitet werden als alles auf einmal hinzuzugeben.

V. Nach diesen Arbeitsschritten sollte der Kürbis im Topf zu einer cremigen Masse zerkocht sein. An diesem Punkt dann die übrigen vorbereiteten Zutaten mit in den Topf geben.

VI. Dann wieder den Dumplings widmen und sie zu kleinen Teigröllchen verarbeiten oder sie in runde, etwa 1 Zentimeter dicke Scheiben mit einem Durchmesser von circa 4 Zentimetern formen. Die Dumplings sollten in jedem Fall noch eine Größe besitzen, die gut zu verzehren ist. Im Anschluss dann mit in den Topf geben und zusammen mit den anderen Zutaten kochen bis die Kartoffeln ihren Garpunkt erreicht haben.

VII. Erst dann ein Stück des Yams und des Taros schälen, klein schneiden – dasselbe mit den vorher gereinigten Okraschoten wiederholen. Die drei Zutaten dann gemeinsam mit einem Stiel Thymian in den Topf geben. Wird der Stiel des Thymians mitgekocht so entfaltet sich ein noch intensiveres Aroma.

VIII. Anschließend die Pfefferschote auf mittlerer Hitze mitkochen lassen bis sowohl die Kartoffeln als auch die Yams eine weiche Konsistenz erhalten. Sobald dies der Fall ist die Herdplatte auf niedrige Hitze stellen und den gesamten Topfinhalt zu einer cremigen Suppe köcheln lassen. Dann vom Herd ziehen und für rund 5 Minuten durchziehen lassen.

IX. Zuletzt noch vorsichtig die Pfefferschote sowie den Stiel des Thymians entfernen und vor dem Servieren nur noch die Thymianblätter zurück in den Topf geben und unterrühren.

Mangold mit Rosinen

Eine wirklich einfach zubereitete Vorspeise, die auch auf jeder Party ein absolutes Highlight darstellt. Verfeinert wird dieses Gericht durch schmackhafte Pinienkerne – zusammen mit Weißbrot ein echt leckeres Unterfangen!

Schwierigkeitsgrad: leicht
Portionen: 2
Zubereitungsdauer: 20 Minuten
Ruhezeit: 120 Minuten

Zutaten

25 g	Rosinen
200 g	Mangold
50 ml	trockener Weißwein oder Gemüsebrühe
2 Esslöffel	Olivenöl
2 Esslöffel	Pinienkerne
½	Chilischote, rot
1	Knoblauchzehe
	Salz

Zubereitung

I. Zunächst die Rosinen in eine kleine Schale geben und mit heißem Wasser bedecken, die Rosinen so für einen kurzen Moment stehen lassen.

II. Derweil den Mangold unter fließendem lauwarmen Wasser abspülen, danach die grünen Blätter entfernen und den Rest relativ grob zerhacken. Die Enden dabei von den Stielen schneiden und diese dann in Streifen mit einer Breite von etwa 1 Zentimeter schneiden.

III. In einem Topf Salzwasser aufkochen und die Stiele des Mangolds darin für etwa 2 Minuten kochen. Dann die zuvor entfernten Mangoldblätter mit in den Topf geben und für 1 weitere Minute kochen lassen bis der Mangold eine bissfeste Konsistenz besitzt.

IV. Den Topfinhalt dann durch ein Sieb abgießen, ordentlich kaltes Wasser darüber laufen lassen, den Mangold abtropfen lassen und auf einen großen Teller geben.

V. Anschließend die Chilischote ebenfalls waschen, dann ihren Stiel entfernen und die Schote selbst zusammen mit den Kernen in dünne Ringe kleinschneiden. Den Knoblauch hingegen schälen und in schmale Scheiben schneiden. Nachfolgend dann die Rosinen aus dem Wasser nehmen und abtropfen lassen.

VI. Im nächsten Schritt Öl in eine Pfanne geben und auf Temperatur bringen. Unter mehrmaligen Rühren dann auf mittlerer Hitze die Chiliringe, die Knoblauchscheiben und die Pinienkerne andünsten bis die Pinienkerne beginnen sich leicht zu verfärben.

VII. Den Pfanneninhalt mit dem Weißwein beziehungsweise der Brühe aufgießen und die abgetropften Rosinen einrühren. Das Ganze dann mit ein wenig Salz würzen und über den Mangold gießen. Den Mangold für mindestens 2 Stunden in der Marinade belassen.

VIII. Abschließend den Mangold noch einmal ordentlich in der Marinade umherwenden und gegebenenfalls noch einmal nachwürzen bevor das Gericht serviert wird.

Melonen-Salat

Besonders im Sommer, wenn die Temperaturen steigen, mag man tagsüber nicht unbedingt mehr warme Speisen zu sich nehmen – umso besser ist an solchen Tagen dieser erfrischende Melonen-Salat geeignet.

Schwierigkeitsgrad: leicht
Portionen: 2
Zubereitungsdauer: 20 Minuten

Zutaten

300 g	Charentais-Melone (alternativ Cantaloup-, Galia- oder Honigmelone)
300 g	Wassermelone
2 Esslöffel	Sonnenblumenkerne
2 Stängel	Minze
1 Prise	Zimt
½	Zitrone

Zubereitung

I. Die Melonen zunächst schälen und im Falle der Charantais-Melone die Fasern sowie die beinhalteten Kerne mithilfe eines Löffels auskratzen. Die Melonen dann in Stücke schneiden.

II. Im Anschluss die Minzblätter unter fließendem lauwarmem Wasser abspülen, ein wenig trocknen, die Blätter vom Stiel entfernen und die Blätter selbst dann zerhacken.

III. Die Zitrone aufschneiden und eine der beiden Hälften mithilfe einer Zitronenpresse entsaften. Den Zitronensaft dann zusammen mit den gehackten Minzblättern und dem Zimt mit den Melonenstücken vermengen.

IV. Nachfolgend die Sonnenblumenkerne in eine Pfanne geben und ohne die Zugabe von Fett anrösten bis sie eine goldbraune Färbung erhalten. Die Sonnenblumenkerne dann über dem Melonensalat verteilen und servieren.

Minz-Sorbet mit Gurke und Pekannüssen

Eine aromatische Vorspeise, die besonders gut im Frühling und Sommer als Erfrischung verzehrt werden kann.

Schwierigkeitsgrad: leicht
Portionen: 2
Zubereitungsdauer: 20 Minuten
Ruhezeit: 12 Stunden

Zutaten

10 g	Zucker
25 g	Pekannüsse
100 g	Salatgurke
½ Teelöffel	rosa Pfefferbeeren
1 Stängel	Minze
	Salz
	Minzblättchen

Zubereitung

I. Am Vortag zunächst den Zucker zusammen mit 20 Millilitern Wasser in einen Topf geben und den Zucker im aufwärmenden Wasser auflösen. Das Ganze einmal aufkochen lassen und dann für weitere 1 bis 2 Minuten weiter köcheln lassen, sodass sich ein dickflüssiger Sirup entwickelt.

II. Die Gurke derweil unter fließendem lauwarmen Wasser abspülen und in ungeschältem Zustand direkt in grobe Würfel schneiden. Die Minze ebenfalls waschen, dann trocknen und die Blätter vom Stiel zupfen. Diese dann relativ grob zerhacken und zusammen mit den Gurkenwürfeln zum Sirup in den Topf geben.

III. Dem Topfinhalt desweiteren ½ Prise Salz beifügen und dann alles mithilfe eines Pürierstabs zu einer einheitlichen Masse verarbeiten. Dieser dann die rosa Pfefferbeeren untermengen.

IV. Die Sorbetmasse dann in ein luftdichtes, tiefkühlgeeignetes Behältnis umfüllen und in das Tiefkühlfach geben. Nach einer Stunde einmal ordentlich umrühren und es dann für weitere 11 Stunden in das Tiefkühlfach zurückstellen, sodass das Sorbet vollständig gefriert.

V. Nachdem das Sorbet eingefroren ist, die Pekannüsse in relativ grobe Stücke hacken und in einer Pfanne ohne die Beigabe von Öl anrösten bis sie beginnen einen eigenen Geruch freizusetzen.

VI. Derweil die Minzblättchen für die Dekoration abwaschen, trocknen und in relativ feine Streifen schneiden.

VII. Das Sorbet dann aus dem Tiefkühlfach nehmen, es ein wenig antauen lassen und dann mithilfe eines Eisportionierers Eiskugeln formen. Diese in kleinen Schälchen anrichten und mit den Pekannüssen und den Minzblättchen garnieren.

Pakoras mit Gemüse

Leckerer Kichererbsenteig gefüllt mit Gemüse.

Schwierigkeitsgrad: leicht
Portionen: 2
Zubereitungsdauer: 45 Minuten

Zutaten

150 g	Karotten
150 g	Kichererbsenmehl
150 g	Zucchini
250 g	Kartoffeln
½ Teelöffel	Kurkuma
½ Teelöffel	Natron
1 Teelöffel	Cayennepfeffer
1 Bund	Koriander
1	Ingwer
1	rote Zwiebel
	Öl
	Salz

Zubereitung

VI. Als erstes den Ingwer schälen und diesen reiben. Den Koriander und die Zucchini abwaschen – den Koriander hacken und die Zucchini mithilfe einer Reibe in grobe Stücke reiben.

VII. Öl in eine Pfanne oder einen Kochtopf geben und solange erhitzen bis es an einem eingetauchten Holzstiel Blasen bildet.

VIII. Unterdessen in einer Schüssel das Kichererbsenmehl mit den Gewürzen und dem Natron in 40 Milliliter Wasser geben und so eine Brühe erstellen.

IX. In diese anschließend sowohl das geriebene Gemüse als auch den Ingwer, den Koriander, die Zwiebel und das Salz geben und vermengen.

X. Mithilfe eines Esslöffels aus dem Teig kleine Bälle formen – wichtig ist dabei schnell vorzugehen, da

XI. der Teig sich sonst immens verflüssigt – und diese für etwa 4 Minuten in den Topf beziehungsweise Pfanne mit dem heißen Öl zu geben.

XII. Immer wieder einmal wenden damit der Teig eine gleichmäßige Bräunung erhält.

XIII. Den fertigen Teig aus dem Öl nehmen, auf ein Küchenpapier geben und so abtropfen lassen bevor sie serviert werden.

Reissalat

Eine gesunde jamaikanische Vorspeise, die pur oder als Beilage genossen werden kann.

Schwierigkeitsgrad: leicht
Portionen: 2
Zubereitungsdauer: 50 Minuten
Koch-/Backzeit: 20 Minuten

Zutaten

10-15 g	Margarine, vegan
40 g	Mehl
100 g	Langkorn-Reis & Wildreis
150 g	Stangensellerie
½ - 1 Teelöffel	Paprika, edelsüß
1 Esslöffel	brauner Zucker
1 – 1 ½ Esslöffel	Zitronensaft
3 Esslöffel	Öl
½ Dose	Kidneybohnen
2 Blätter	Römersalat
½	Chilischote
1	Limette, unbehandelt

Zubereitung

I. Als erstes 550 Milliliter Wasser in einen Topf aufkochen, Salz hinzugeben und im Salzwasser dann den Reis zugedeckt für etwa 18-20 Minuten bei niedriger Temperatur köcheln lassen.

II. In der Zwischenzeit die Bohnen abgießen, in ein Sieb geben und mit kaltem Wasser einen kurzen Moment abspülen – dann zum Abtropfen stellen.

III. Derweil den Staudensellerie zunächst putzen, unter fließendem lauwarmen Wasser abspülen, eine kleine Menge des Selleriegrüns beiseitelegen und den Rest des Selleries in möglichst dünne Scheiben kleinschneiden.

IV. Nach 20 Minuten dann das Salzwasser vom Reis abgießen, diesen dann in eine Schüssel zum Abkühlen geben.

V. In der Zwischenzeit die Limette ordentlich abspülen und die Schale mit einem Julienneschneider in feine Streifen schneiden, den Rest der Limette dann mithilfe einer Zitronenpresse entsaften.

VI. Die Chilischote unter fließendem Wasser abspülen, der Länge nach aufschneiden und die Kerne entfernen. Die Schote dann fein hacken.

VII. 6 Esslöffel des ausgepressten Limettensaftes abnehmen und mit dem braunen Zucker vermengen. Der Mischung dann die gehackte Chilischote, die Limettenschale sowie den Salz beimengen und das Öl unterrühren.

VIII. Die sich daraus ergebene Vinaigrette dann mit den Bohnen, dem noch lauwarmen Reis und der Staudensellerie vermischen. Das Ganze erst einmal einige Zeit durchziehen lassen bevor der Salat mit Salz abgeschmeckt und mit Limettenstücken und Selleriegrün garniert serviert wird.

Tomatensuppe aus dem Ofen

Tomatensuppe ist wohl eine der geläufigsten Vorspeisen – doch aus dem Ofen kommt sie dabei in den seltensten Fällen. In diesem Rezept wird sie durch vollreife, aromatische Tomaten zu einem absoluten geschmacklichen Highlight!

Schwierigkeitsgrad: leicht
Portionen: 2
Zubereitungsdauer: 20 Minuten
Koch-/Backzeit: 60 Minuten

Zutaten

Tomatensuppe:

1 kg	reife, aromatische Tomaten
300 ml	Gemüsebrühe
1 – 1 ½ Teelöffel	Harissa
1 ½ Esslöffel	Tomatenmark
2 Esslöffel	Olivenöl
1 Scheibe	Toastbrot oder Weißbrot
½ - 1 Prise	Zucker
½	Zwiebel
1	Lorbeerblatt
1 ½ - 2	Knoblauchzehen
	Salz
	Pfeffer

Mangosalsa:

½ Esslöffel	Agavensirup
½ Esslöffel	Sesamsamen
1 ½ - 2 Esslöffel	Limettensaft
2 – 2 ½ Stängel	Thai-Basilikum
½	Frühlingszwiebel
½	Mango, reif

Zubereitung

I. Zuerst den Backofen auf 200°C Umluft vorheizen.

II. Derweil die Tomaten unter lauwarmen fließendem Wasser abspülen, ein wenig abtrocknen und dann den Strunk herausschneiden bevor die Tomaten selbst halbiert werden.

III. Dann den Knoblauch sowie die Zwiebel schälen und in grobe Stückchen zerhacken. Dann die halbierten Tomaten zusammen mit dem gehackten Knoblauch, den Zwiebeln und dem Lorbeerblatt auf einem möglichst tiefen Backblech miteinander vermischen. Das Ganze dann mit Salz und Pfeffer würzen bevor das Backblech auf mittlerer Schiene für etwa 1 Stunde im Backofen belassen wird.

IV. Unterdessen die Mangosalsa vorbereiten. Dafür den Sesam in eine Pfanne geben und ohne Beigabe von Öl anrösten bis er einen leichten Geruch freisetzt, dann aus der Pfanne nehmen und ein wenig abkühlen lassen.

V. Dann die Mango mithilfe eines Sparschälers schälen, den Stein entfernen und das Fruchtfleisch fein würfeln. Die Frühlingszwiebel im Anschluss unter fließendem Wasser abspülen, die Enden entfernen und die Frühlingszwiebel selbst in dünne Röllchen schneiden.

VI. Danach das Thai-Basilikum ebenfalls abspülen, ein wenig abtrocknen, die Blätter vom Stiel entfernen und diese fein zerhacken. Anschließend alle Zutaten für die Salsa miteinander vermengen und abgedeckt zum Ziehen für etwa 20 Minuten beiseite stellen.

VII. Sobald die Tomaten fertig gebacken sind, diese aus dem Backofen nehmen und zusammen mit der freigesetzten Flüssigkeit in einen Topf umfüllen. Das Lorbeerblatt entfernen und die Toastbrotscheibe in groben Krümeln mit in den Topf geben. Das Ganze dann durch die Gemüsebrühe und das Tomatenmark ergänzen, alles für einen Moment aufkochen und ab dann noch weitere 5 Minuten kochen lassen.

VIII. Den Topfinhalt mit einem Pürierstab zu einer groben Suppe verarbeiten und dann durch ein grobes Sieb streifen um die großen Bestandteile der Suppe zu entfernen.

IX. Die Tomatensuppe dann mit der Harissa, dem Salz und dem Zucker würzen, sodass ein dezent scharfer Geschmack entsteht, dann auf Teller verteilen und zum Servieren etwas Mangosalsa auf der Suppe drapieren.

Wraps mit Paprikasalsa

In der thailändischen Küche findet man häufig Gerichte mit Curry – in diesem Rezept wird das Curry in einer Glasnudelsuppe zubereitet, während Süßkartoffeln den Geschmack abrunden.

Schwierigkeitsgrad: leicht
Portionen: 2
Zubereitungsdauer: 30 Minuten

Zutaten

50 g	Salat (Kopfsalat, Romanasalat)
200 g	Shiitake-Pilze
2 Teelöffel	Grill-Gewürzmischung
1 Esslöffel	Olivenöl
2 Esslöffel	Mayonnaise, vegan
6 Esslöffel	Olivenöl
1	Bio-Zitrone
1	Frühlingszwiebel
1	Kartoffel
2	Paprikaschoten, rot
2	Weizentortilla-Fladen
	Salz
	Pfeffer

Zubereitung

I. Im ersten Schritt die Füllung zubereiten, dafür zunächst die Kartoffel mithilfe eines Sparschälers schälen und der Länge nach in etwa 4 bis 6 Scheiben schneiden. Diese dann in Salzwasser geben und für rund 8 Minuten kochen bis sie gar sind, das Wasser dann abgießen und die Kartoffelscheiben abtropfen lassen.

II. Derweil die Shiitake-Pilze vorsichtig mit einem Pinsel reinigen und die Stiele abschneiden. Die Pilzkappen dann in dünne Streifen schneiden und in einer Pfanne mit heißem Öl zusammen mit dem Grillgewürz unter gelegentlichem Rühren für etwa 4 bis 5 Minuten auf mittlerer Hitze braten. Anschließend die Pilze salzen und vorerst beiseite stellen.

III. Den Backofen auf höchste Stufe einstellen und vorheizen.

IV. Unterdessen dann die Paprika unter fließendem lauwarmen Wasser gründlich abspülen und vierteln. Die Paprikaviertel dann mit 1 Esslöffel Olivenöl einstreichen. Ein Backblech mit Alufolie auslegen und die Paprikaviertel mit der aufgeschnittenen Seite auf die Alufolie legen. Sollte der Backofen eine Grillfunktion besitzen, diese einschalten und die Paprika dann für 5 bis 6 Minuten auf oberster Schiene backen bis die Haut beginnt sich schwarz zu verfärben. Die Paprikaschoten dann umgehend aus dem Ofen nehmen und in ein verschließbares Gefäß geben – dort für 5 Minuten auskühlen lassen.

V. Währenddessen die Frühlingszwiebel unter fließendem Wasser abspülen, die Enden abschneiden und die Frühlingszwiebel selbst in dünne Ringe schneiden.

VI. Die Zitrone mit heißem Wasser reinigen, trocknen und mithilfe einer Reibe die Schale abhobeln. Die Zitrone dann mithilfe einer Zitronenpresse entsaften.

VII. Die Haut der Paprika abziehen und die Paprika selbst relativ grob zerhacken. Die gehackte Paprika dann zusammen mit den Frühlingszwiebelringen, dem Zitronenabrieb und dem Zitronensaft vermischen sowie mit dem Salz und dem Pfeffer würzen.

VIII. Den Salat ordentlich waschen, trocknen und grob zerreißen.

IX. Auf den Weizentortillas dann jeweils 1 Esslöffel Mayonnaise verteilen und darauf dann die Kartoffelscheiben im unteren Drittel drapieren. Darüber dann die Salsa, die Pilze sowie abschließend den Salat geben, die Seitenränder einklappen und die Tortillas zu einem Wrap aufrollen.

Mittagessen

Bohnentopf

Ein leckerer Eintopf mit verschiedenen Bohnensorten, Basilikum und leckeren Tomaten – ein super Gericht, wenn es mal ein wenig schneller gehen soll!

Schwierigkeitsgrad: leicht
Portionen: 2
Zubereitungsdauer: 20 Minuten

Zutaten

400 g	Tomaten aus der Dose
250 ml	Gemüsebrühe
1 Teelöffel	Harissa (Chilipaste)
2 Esslöffel	Aceto balsamico
2 Esslöffel	Olivenöl
1 Dose	rote Kidneybohnen (Abtropfgewicht 250 Gramm)
1 Dose	weiße Riesenbohnen (Abtropfgewicht 240 Gramm)
2 Handvoll	Basilikumblättchen
1	Knoblauchzehe
1	Zucchini
2	Frühlingszwiebeln
	Salz
	Pfeffer
	Thymian, getrocknet

Zubereitung

I. Die Frühlingszwiebeln unter fließendem lauwarmen Wasser abspülen und ihre Enden abschneiden. Die Frühlingszwiebeln selbst in dünne Ringe schneiden. Dann den Knoblauch schälen und diesen in kleine Stücke zerhacken. Die Zucchini ebenfalls unter lauwarmen Wasser abspülen, der Länge nach halbieren und anschließend in dünne Scheiben schneiden. Das Öl in einen Topf geben und auf Temperatur bringen, darin im Anschluss das kleingeschnittene Gemüse für etwa 3 bis 4 Minuten unter mehrmaligem Rühren auf mittlerer Hitze anbraten.

II. Derweil die Kidneybohnen und die weißen Riesenbohnen in ein Sieb abgießen und mit kaltem Wasser ein wenig abspülen, dann abtropfen lassen und zusammen mit den Tomaten aus der Dose zum anderen Gemüse in den Topf geben. Die Tomaten im Topf dann mithilfe einer Gabel grob zerdrücken.

III. Die Gemüsebrühe angießen und nachfolgend das Basilikum abspülen sowie in dünne Streifen schneiden. Die Basilikumblättchen dann zusammen mit dem Essig sowie dem Harissa in den Topf geben und mit dem Gemüse verrühren.

IV. Den Topfinhalt mit Salz, Pfeffer sowie dem Thymian kräftig würzen und so für etwa 6 bis 8 Minuten auf mittlerer Hitze köcheln lassen.

V. Zum Schluss dann den Bohnentopf noch einmal abschmecken und mit den übrigen Basilikumblättern garniert servieren.

Chili Sin Carne

Eine wärmende, scharfe Mahlzeit bestehend aus Tofu, Mais, Kidneybohnen und viel Chili – einfach nur lecker!

Schwierigkeitsgrad: mittel
Portionen: 2
Zubereitungsdauer: 45 Minuten

Zutaten

150 g	fester Tofu
250 g	passierte Tomaten mit Oregano (Dose)
200 ml	Gemüsebrühe
1 ¼ Esslöffel	Chilipulver
2 Esslöffel	Olivenöl
½ Dose	Kidneybohnen (Abtropfgewicht 250 Gramm)
½ Dose	Maiskörner (Abtropfgewicht 285 Gramm)
½	Paprika, grün
½	Zwiebel
1	Knoblauchzehe
	Salz
	Pfeffer

Zubereitung

I. Den Tofu würfeln, sodass die Würfel eine Größe von circa 1 ½ Zentimetern aufweisen. Dann 1 Esslöffel Öl zusammen mit ¼ Esslöffel Chilipulver mischen und darin dann die Tofuwürfel wenden.

II. Den Knoblauch sowie die Zwiebel schälen und in kleine Würfel schneiden. Die Paprikaschote unter fließendem lauwarmen Wasser abspülen, in zwei Hälften schneiden, das Kerngehäuse entfernen und dann in etwa 1 bis 2 Zentimeter große Stücke schneiden.

III. Die restlichen 3 Esslöffel des Öls in einen Topf geben und auf Temperatur bringen. Nachfolgend die Paprikastücke zusammen mit den Knoblauch- und Zwiebelwürfeln in dem heißen Öl andünsten und mit dem übrig gebliebenen Chilipulver vermischen. Im Anschluss die passierten Tomaten und die Gemüsebrühe mit in den Topf geben und zugedeckt für etwa 5 Minuten auf mittlerer Hitze köcheln lassen.

IV. Derweil eine beschichtete Pfanne ohne die Beigabe von Öl erhitzen und den marinierten Tofu darin für etwa 3 bis 4 Minuten anbraten bis er eine goldbraune Färbung annimmt. Die Tofuwürfel dann mit Salz würzen.

V. Das Chili im Topf mit Salz und Pfeffer abschmecken, dann die gebratenen Tofuwürfel mit hineinmischen.

VI. Zum Servieren nach Belieben mit Eisbergsalat oder auch mit veganer saurer Sahne garnieren.

Curried Vegetables

In der jamaikanischen Küche wird besonders abwechslungsreich gekocht – so besticht dieses Gericht nicht lediglich durch leckeres Gemüse sondern auch durch frittierte Bananen und Bohnenreis.

Schwierigkeitsgrad: mittel
Portionen: 2
Zubereitungsdauer: 60 Minuten

Zutaten

100 g	Basmatireis
250 g	Süßkartoffeln
400 ml	Kokosmilch
½ Teelöffel	Chilipulver
½ Teelöffel	Gewürzmischung (Garam Masala)
2 Esslöffel	Currypaste
½ Dose	Kidneybohnen
½ Bund	Frühlingszwiebeln
½ Bund	Koriandergrün
½ Stück	Ingwer
1	Banane
1	Limette
1	Mango
1	Möhre
2	Tomaten
	Kokosfett
	Mehl
	brauner Zucker
	Speisestärke
	Salz
	Pfeffer
	Wasser
	Zimt

Zubereitung

I. Damit beginnen, den Reis zusammen mit dem Kokosfett in einen Topf zu geben und den Reis darin anzuschwitzen. Die Knoblauchzehe schälen und mit dem Messerrücken zerdrücken. Die Kidneybohnen in ein Sieb abgießen, mit fließendem lauwarmem Wasser abspülen und abtropfen lassen.

II. Die Hälfte der Kokosmilch zusammen mit den abgetropften Kidneybohnen, der zerdrückten Knoblauchzehe und etwas Thymian mit in den Topf geben und mit Salz und Pfeffer würzen.

III. Den Topfinhalt mit Wasser bedecken und aufkochen. Sobald das Wasser kocht die Temperatur minimieren und das Ganze für rund 15 Minuten dämpfen lassen bis der Reis gar ist.

IV. Derweil das Chili herstellen. Dafür zuerst die Bananen schälen, der Länge nach aufschneiden und in einer Marinade aus Limettensaft und braunem Zucker für 10 Minuten ziehen lassen.

V. Anschließend die marinierten Bananen in Chilipulver wenden, gleiches dann noch einmal in Mehl wiederholen.

VI. Reichlich Kokosfett in eine Pfanne geben, erhitzen und darin dann die ummantelten Bananen anbraten bis sie eine goldbraune Färbung annehmen. Die Bananen dabei mit einer kleinen Menge Zimt berieseln.

VII. Dann die Curried Vegetables zubereiten – zunächst die Süßkartoffeln mithilfe eines Sparschälers schälen und dann in feine Stifte mit ungefähr der Länge einer Pommes schneiden. Die Mango ebenso schälen, jedoch in Streifen schneiden – gleiches mit der Möhre wiederholen. Den übrigen Knoblauch und die Frühlingszwiebeln kleinschneiden, die Tomaten unter lauwarmen fließendem Wasser abspülen und achteln.

VIII. Die Süßkartoffeln dann in eine Pfanne geben und zusammen mit ½ Teelöffel Chilipulver sowie der Currypaste einen Augenblick lang anbraten – das Pulver sollte dabei jedoch keinesfalls verbrennen, da es sonst ein bitteres Aroma entwickelt. Limettensaft und braunen Zucker ergänzen und den Pfanneninhalt mit ein wenig Salz würzen.

IX. Die Mangostreifen, die Möhrenstreifen, den gehackten Ingwer und einen weißen Anteil der Frühlingszwiebeln mit der anderen Hälfte der Kokosmilch mit in die Pfanne geben. Alles zusammen auf mittlerer Hitze für rund 20 bis 25 Minuten kochen lassen. Nach circa 15 Minuten den grünen Teil der Frühlingszwiebeln mit in die Pfanne geben und den Pfanneninhalt mit Garam Masala würzen. Sobald das Gemüse gar ist, die Tomaten darauf geben und das gehackte Koriandergrün darüber verteilen.

X. Auf einem Teller dann die gebratenen Bananen mit den Curried Vegetables und dem Reis anrichten und servieren.

Edamame-Nudeln (Low Carb)

Nudeln kennt man im Normalfall mit relativ vielen Kohlenhydraten – doch was, wenn Nudeln genauso lecker dabei aber kohlenhydratarm sein können? Die Edamame-Nudeln treten den Beweis an, ergänzt mit Chili, fruchtiger Mango und leckeren Kräutern wird dieses Gericht besonders geschmackvoll.

Schwierigkeitsgrad: leicht
Portionen: 2
Zubereitungsdauer: 20 Minuten

Zutaten

100 g	Edamame-Nudeln
1 Teelöffel	Sojasauce
2 Stängel	Thai-Basilikum
3 Stängel	Koriander
3 Stängel	Minze
1 Spritzer	Sesamöl
1	Limette
1	Mango
2	Chilischoten, rot

Zubereitung

I. Damit beginnen die Mango mithilfe eines Sparschälers zu schälen, das Fruchtfleisch zu entsteinen und dann in dünne Streifen zu schneiden. Dann die Chilischoten unter lauwarmen Wasser abspülen, ein wenig trocknen, der Länge nach halbieren, die Kerne entfernen und zerhacken. Nachfolgend das Thai-Basilikum, den Koriander und die Minze unter fließendem lauwarmem Wasser abwaschen, ein wenig trocknen und die Blätter jeweils vom Stiel zupfen.

II. Genügend Wasser in einen Topf geben und aufkochen. Darin dann die Edamame-Nudeln, wie auf der Verpackung angegeben, kochen, anschließend durch ein Sieb abgießen und in eine Schüssel umfüllen. Die Nudeln dann mit den Mangostreifen, dem gehackten Chili und den Kräuterblättern vermengen.

III. Die Limette aufschneiden und mithilfe einer Zitronenpresse entsaften. Den Saft dann sowohl mit dem Sesamöl als auch der Sojasauce vermischen und als Dressing mit dem Schüsselinhalt vermischen, auf Teller geben und servieren.

Erdnusspfanne

Eine leckere cremig, nussige Pfanne mit frischem Gemüse.

Schwierigkeitsgrad: leicht
Portionen: 2
Zubereitungsdauer: 30 Minuten
Koch-/Backzeit: 20 Minuten

Zutaten

37,5 g	Sojagranulat
100 ml	Gemüsebrühe
150 ml	Sojamilch
1 Esslöffel	Petersilie
3 Esslöffel	Erdnussbutter
3 Esslöffel	Sojasauce
1 Dose	Mais
½	Möhre
½	Zucchini
1	Knoblauchzehe
1	Zwiebel
	Gemüsebrühe zum Einweichen
	Chilipulver
	Currypulver
	Mehl
	Paprikapulver
	Pfeffer
	Pflanzenöl

Zubereitung

I. Zuerst die Gemüsebrühe aufkochen, derweil das Sojagranulat in eine Schüssel füllen. Das Granulat dann mit der aufgekochten Gemüsebrühe übergießen bis das gesamte Granulat bedeckt ist und für rund 5 Minuten gut aufquellen kann. Anschließend das Sojagranulat ordentlich ausdrücken um überschüssige Flüssigkeit zu entfernen, dann gegebenenfalls mit Brühe und Salz nachwürzen.

II. Das Öl in eine Pfanne geben, erhitzen und das Sojagranulat ordentlich anschmoren bis es eine gleichmäßige Bräunung erhält und knusprig wird.

III. In der Zwischenzeit den Knoblauch und die Zwiebeln schälen, den Knoblauch mithilfe einer Knoblauchpresse kleindrücken und die Zwiebeln in kleine Würfel schneiden. Die Möhre sowie die Zucchini ebenfalls schälen und in Würfel schneiden.

IV. Den Knoblauch zusammen mit der gewürfelten Möhre und der Zwiebel zum Sojagranulat in die Pfanne geben und leicht braun anbraten. Dann den Mais sowie die Zucchiniwürfel hinzugeben und ebenfalls einen Augenblick lang mitbraten.

V. Den Pfanneninhalt dann mit Gemüsebrühe, Sojamilch und Sojasauce ablöschen. Erst dann die Erdnussbutter hinzugeben und alles mit dem Chilipulver sowie dem Pfeffer würzen. Die Pfanne mit einem Deckel abdecken und den Inhalt köcheln lassen bis die Zucchini ebenfalls gar ist.

VI. Wenn die Konsistenz zu dickflüssig sein sollte, etwas Sojamilch oder Wasser einrühren.

VII. Abschließend noch einmal alles gut abschmecken und unter Umständen noch ein wenig Brühe, Chilipulver, Salz und Pfeffer untermischen.

VIII. Das Gericht vor dem Anrichten noch mit der Petersilie verfeinern.

Tipp: Die optimale Beilage zu dieser Erdnusspfanne bildet Reis.

Gefüllte Tomaten

Gefüllte Tomaten können ein geschmackliches Highlight werden – besonders dann, wenn sie mit Zutaten in Berührung kommen, die einem bei Tomaten im ersten Moment nicht in den Sinn kommen würden. So werden die Tomaten in diesem Rezept mit Vanillesalz verfeinert – sollte das den Geschmack jedoch nicht treffen können natürlich auch Rosmarinsalz oder alternativ Safranfäden verwendet werden.

Schwierigkeitsgrad: leicht
Portionen: 2
Zubereitungsdauer: 25 Minuten
Ruhezeit: 4 Stunden

Zutaten

½ Teelöffel	Salz
1 Teelöffel	Vanillesalz
8 Blättchen	Basilikum
4	festfleischige Tomaten
4	Kirschtomaten

Zubereitung

I. Im ersten Schritt erst einmal die Tomaten unter fließendem lauwarmen Wasser abspülen, ein wenig trocknen und dann einen kleinen Deckel am oberen Rand abschneiden. Die Tomate aushöhlen, indem sowohl das Fruchtfleisch als auch die Kerne mithilfe eines Löffels oder eines Kugelausstechers entfernt werden. Nachfolgend das Innere der leeren Tomate mit dem Salz einreiben und mit der Öffnung nach unten auf einem Brett für etwa 2 Stunden abtropfen lassen.

II. Für die Füllung dann die Kirschtomaten ebenfalls unter lauwarmen Wasser abwaschen, in zwei Hälften schneiden und mithilfe eines Löffels oder auch des Fingers die Kerne aus den Tomaten kratzen. Diese dann in möglichst feine Stücke hacken, in einen Mörser geben und zusammen mit dem Vanillesalz zermahlen. Das Ganze dann für circa 2 Stunden in den Kühlschrank geben und ordentlich durchziehen lassen.

III. Kurz vorm Ende der Ruhezeit die Basilikumblättchen beginnen unter Wasser abzuspülen, zu trocknen und 4 von ihnen in schmale Streifen zu zerschneiden. Die anderen 4 Basilikumblätter als Ganzes belassen.

IV. Sobald die Ruhezeit der Füllung vorüber ist, diese aus dem Kühlschrank nehmen und die zurecht geschnittenen Basilikumblätter mit der Tomatenmischung vermengen. Dabei gegebenenfalls ein wenig nachsalzen.

V. Zum Anrichten die Füllung in die ausgehöhlten Tomaten geben, garniert mit den 4 übrigen Basilikumblättern und aufgesetztem Tomatendeckel servieren.

Gemüseburger

Wer auf Burger nicht verzichten möchte, der kann auf die vegane Alternative des Gemüseburgers zurückgreifen und sich von dem leckeren Geschmack ein wenig verwöhnen lassen.

Schwierigkeitsgrad: leicht
Portionen: 2
Zubereitungsdauer: 20 Minuten
Koch-/Backzeit: 10 Minuten

Zutaten

20 g	Sonnenblumenkerne
50 g	Haferflocken
100 g	Grünkernschrot
½ Teelöffel	Ketchup
½ Teelöffel	Salz
½ Teelöffel	Senf
1 Teelöffel	Currypulver
1 Teelöffel	Sweet Chili Sauce
2 Teelöffel	Gemüsebrühe
1 Esslöffel	Tomatenmark
½ Bund	Schnittlauch
1	Zwiebel
1 ½	Essiggurken
1 ½	Knoblauchzehen
2	Burgerbrötchen
2	Tomaten

Zubereitung

I. Als erstes den Knoblauch schälen und fein hacken.

II. Dann den gehackten Knoblauch zusammen mit der Gemüsebrühe, dem Grünkernschrot, den Haferflocken sowie den Sonnenblumenkernen in einen Topf geben, vollständig mit Wasser bedecken, alles miteinander vermengen und für einen Augenblick aufkochen.

III. Im Anschluss den Topf vom Herd ziehen und den Topfinhalt für etwa 10 Minuten durchziehen lassen.

IV. In der Zwischenzeit die Zwiebeln schälen und fein hacken. Die gehackten Zwiebeln dann mit dem Curry, dem Salz, dem Schnittlauch und dem Tomatenmark vermischen. Das Ganze dann zum durchgezogenen Topinhalt geben und noch einmal ordentlich vermengen. Wenn die Mischung zu klebrig wird, ein wenig Mehl hinzugeben.

V. Den Teig dann zu Patties formen und in einer Pfanne mit heißem Öl von beiden Seiten anbraten – gegebenenfalls mit einem Löffel oder Pfannenwender flacher drücken.

VI. Dann die Gurken und Tomaten unter fließendem Wasser abspülen, in Scheiben schneiden und noch kurz beiseite stellen.

VII. Die Burgerbrötchen zum Schluss aufschneiden, das Pattie auf das Brötchen legen und darauf dann die Essiggurken- sowie Tomatenscheiben verteilen und mit einer Sauce nach Wahl toppen bevor der Deckel wieder aufgesetzt wird.

Jamaikanische Kartoffelsuppe mit Ananas

Ein gesundes, jamaikanisches Gericht, welches durch die Süße der Ananas zu einem besonderen Geschmackserlebnis wird.

Schwierigkeitsgrad: mittel
Portionen: 2
Zubereitungsdauer: 45 Minuten

Zutaten

500 g	Kartoffeln, festkochend
125 ml	Gemüsebrühe
500 ml	Kokosmilch, ungesüßt
½ Teelöffel	Zitronensaft
½ Esslöffel	Raps- oder Erdnussöl
1 ½ Esslöffel	karibisches Curry
½ Bund	Koriandergrün
¼	Ananas
½	Lauchstange

Zubereitung

I. Im ersten Schritt die Kartoffeln mithilfe eines Sparschälers schälen und dann in kleine Stücke schneiden. Den Lauch hingegen zunächst putzen, diesen dann in Ringe mit einer Dicke von etwa 1 Zentimeter schneiden. Die Lauchringe dann in einem Topf mit heißem Öl ein wenig andünsten lassen.

II. Dann die Kartoffelwürfel sowie das karibische Curry mit in den Topf geben und mit den Lauchringen verrühren. Das Ganze mit Kokosmilch und der Gemüsebrühe ablöschen und solange kochen lassen, bis die Kartoffeln eine bissfeste Konsistenz entwickeln.

III. Im Anschluss den Zitronensaft mit dem restlichen Topfinhalt vermischen und mit Salz sowie gegebenenfalls dem Cayennepfeffer würzen.

IV. Derweil die Ananas in kleine Stücke schneiden und auf Schaschlikspießen verteilen, welche auch durch das Ananasgrün ein wenig dekoriert werden können.

V. Danach das Koriandergrün unter fließendem lauwarmen Wasser abspülen und zerhacken. Das gehackte Koriandergrün dann beim Servieren auf der Suppe verteilen und zusammen mit den Ananasspießen anrichten.

Kartoffelcurry

Eine leckere jamaikanische Speise ist dieses Kartoffelcurry, welches nicht nur einfach sondern auch schnell zubereitet ist.

Schwierigkeitsgrad: leicht
Portionen: 2
Zubereitungsdauer: 40 Minuten
Koch-/Backzeit: 40 Minuten

Zutaten

265 g	Kichererbsen
300 g	Erbsen und Möhren, tiefgekühlt
250 ml	Kokosmilch
300 ml	Gemüsebrühe
½ Teelöffel	Cayennepfeffer
1 Teelöffel	Ingwerpulver
1 Teelöffel	Korianderpulver
1 Teelöffel	Salz
1 Teelöffel	Thymian
1 ½ Teelöffel	Kreuzkümmelpulver
2 Teelöffel	Kurkuma
2 Esslöffel	Speisestärke
1	Zwiebel
4	Knoblauchzehen
5	Kartoffeln
	Öl

Zubereitung

I. Zunächst den Knoblauch und die Zwiebel schälen, beides dann in feine Würfel schneiden und in einer Pfanne mit heißem Öl glasig braten.

II. Unterdessen die Kartoffeln mithilfe eines Sparschälers schälen, die Tomaten unter fließendem lauwarmen Wasser abspülen, ein wenig trocknen und beides dann ebenfalls in feine Würfel schneiden.

III. Die Kartoffel- und Tomatenwürfel zusammen mit den Gewürzen zu den glasig gebratenen Knoblauch- und Zwiebelwürfeln in die Pfanne geben und alles gut miteinander vermengen. Alles für 1 Minute weiterbraten lassen damit die Aromen sich vernünftig entfalten können.

IV. Danach die restlichen Zutaten mit in die Pfanne geben und alles für etwa 30 Minuten bei mittlerer Hitze mit aufgesetztem Deckeln vor sich hin köcheln lassen.

V. Sollte die Konsistenz zu dünnflüssig sein, ein wenig Speisestärke in kaltem Wasser anrühren und dem Pfanneninhalt unterrühren. Abschließend noch einmal kurz aufkochen lassen damit die Konsistenz ordentlich andickt.

Löwenzahn-Dinkel-Pfanne

Der Geschmack von Löwenzahn, den man auf der Wiese pflücken kann ist deutlich milder als der Löwenzahn, der gezüchtet wird.

Schwierigkeitsgrad: leicht
Portionen: 2
Zubereitungsdauer: 45 Minuten

Zutaten

30 g	Erdnüsse, ungesalzen
100 g	Sojasahne
200 g	Löwenzahnblätter
300 g	gegarter Dinkel
2 Esslöffel	Rapsöl
1 Handvoll	Löwenzahnblüten
1	Knoblauchzehe
1	Zwiebel
	Salz
	Pfeffer

Zubereitung

I. Zu Beginn den Knoblauch und die Zwiebel schälen, beides dann in kleine Stücke zerhacken. Die Löwenzahnblätter dann unter fließendem lauwarmen Wasser abspülen, ein wenig trocknen und dann in Stücke mit einer Breite von etwa 3 Zentimetern schneiden. Die Löwenzahnblüten möglichst vorsichtig waschen um diese nicht zu zerstören, dann vorsichtig trocknen.

II. In einer Pfanne das Öl auf Temperatur bringen und die Erdnüsse, den Knoblauch sowie die Zwiebeln für etwa 2 Minuten darin anbraten.

III. Die Löwenzahnblätter mit in die Pfanne geben und abwarten, bis sie beginnen zu zerfallen. Sobald dies der Fall ist, den Dinkel sowie die Sojasahne mit in die Pfanne geben und untermengen. Das Ganze dann mit dem Salz und dem Pfeffer würzen.

IV. Die Löwenzahnblüten aus den Blütenkelchen zupfen und ebenfalls in die Pfanne geben, das Gericht dann servieren.

Nudeln mit Rucola und Tomaten

Gerade in der Sommerzeit sind leichte Gerichte die erste Wahl – dieses Gericht besticht dabei nicht nur durch den besonderen Geschmack, sondern ist auch innerhalb kürzester Zeit zubereitet.

Schwierigkeitsgrad: mittel
Portionen: 2
Zubereitungsdauer: 20 Minuten

Zutaten

250 g	schmale Bandnudeln
1 Esslöffel	Aceto balsamico
2 Esslöffel	Olivenöl
1 Bund	Rucola
1	Knoblauchzehe
3	Tomaten
	Salz
	Pfeffer

Zubereitung

I. Als erstes die Nudeln in kochendes Salzwasser geben und nach den Verpackungsangaben zubereiten.

II. Derweil die Tomaten unter fließendem lauwarmen Wasser abwaschen, ein wenig abtrocknen und den Strunk herausschneiden. Die Tomate dann in zwei Hälften schneiden, die Kerne entfernen und das übrig bleibende Fruchtfleisch in kleine Würfel schneiden.

III. Den Knoblauch zunächst einmal schälen und dann in feine Scheiben schneiden. Anschließend den Rucola unter fließendem Wasser abwaschen und in grobe Streifen zerreißen.

IV. Das Salzwasser der Nudeln abgießen sobald diese bissfest gegart sind und gut abtropfen lassen. In einer Pfanne dann das Öl auf Temperatur bringen und sowohl die Tomatenwürfel als auch die Knoblauchscheiben darin anbraten, dabei mit Salz und Pfeffer würzen. Abschließend die Nudeln mit dem übrigen Pfanneninhalt sowie dem Rucola vermengen, mit dem Aceto balsamico abschmecken und auf dem Gericht ordentlich Pfeffer verstreuen.

Pad Thai

In den traditionellen thailändischen Rezepten gehören unter anderem Eier dazu – doch da das Ganze so nicht mehr vegan ist werden in dieser Variante stattdessen grüne Bohnen und vor allem Soja verarbeitet – ein Pad Thai der anderen Art aber doch überaus lecker und mit wenigen Zutaten innerhalb kürzester Zeit zubereitet!

Schwierigkeitsgrad: leicht
Portionen: 2
Zubereitungsdauer: 15 Minuten
Koch-/Backzeit: 10 Minuten

Zutaten

50 g	Champignons
100 g	grüne Bohnen
100 g	Sojasprossen
100 g	Tofu
150 g	breite Reisnudeln
½ Teelöffel	Kurkuma
3 Esslöffel	Erdnüsse
3 Esslöffel	Erdnussöl
¼ Bund	Koriander
1	Frühlingszwiebel
1	Limette
1	Möhre
1	Zwiebel

Sauce:

20 g	Tamarindenpaste
¼ Teelöffel	Rohrohrzucker
½ Esslöffel	Limettensaft
1 Esslöffel	Sriracha
3 Esslöffel	Sojasauce

Zubereitung

I. Zuerst die grünen Bohnen für 4 Minuten in einen Topf mit kochendem Wasser geben und dort blanchieren. Danach das Wasser abgießen und die Bohnen mit kaltem Wasser abschrecken, dann gut abtropfen lassen. Die Bohnen fürs Erste beiseite stellen.

II. Die Reisnudeln in eine Schüssel geben und mit heißem Wasser bedecken. Die Nudeln dann für etwa 5 Minuten einweichen lassen, bevor auch hier das Wasser abgegossen wird. Die Reisnudeln anschließend unter fließendem lauwarmen Wasser noch einmal gründlich abspülen und dann ebenfalls abtropfen lassen sowie beiseite stellen.

III. Dann die Möhre mithilfe eines Sparschälers schälen und in dünne Streifen kleinschneiden, gleiches mit der Zwiebel wiederholen. Die Champignons vorsichtig putzen und vierteln.

IV. Im Anschluss den Tofu in Würfel mit einer Größe von circa 3 Zentimetern schneiden und mit Kurkuma ummanteln.

V. Danach die Sauce zubereiten. Dafür alle Zutaten für die Sauce zusammen mit 60 Millilitern kochendem Wasser vermengen.

VI. Einen Wok oder eine Pfanne erhitzen und das Erdnussöl darin auf Temperatur bringen. Im heißen Erdnussöl dann die Tofuwürfel auf hoher Hitze für etwa 3 Minuten anbraten – dabei immer wieder umrühren damit der Tofu nicht anbrennt.

VII. Die Bohnen, die Möhren- und die Zwiebelscheiben sowie die geviertelten Champignons ebenfalls in den Wok beziehungsweise die Pfanne geben und für 2 Minuten unter permanentem Rühren anbraten.

VIII. Nach den 2 Minuten die Reisnudeln dem Wok- beziehungsweise Pfanneninhalt unterheben und das Ganze mithilfe der Sauce ablöschen. Ab diesem Zeitpunkt die Hitze umgehend auf niedrige Stufe reduzieren.

IX. Das Gericht für weitere 2 Minuten köcheln lassen.

X. Derweil die Frühlingszwiebel säubern, die Enden abschneiden und die Zwiebel selbst fein zerhacken. Zum Servieren dann die Erdnüsse grob hacken und zusammen mit den gehackten Frühlingszwiebeln und Limettenspalten auf dem Pad Thai drapieren.

Pizzabrot

Im Handumdrehen lässt sich dieses leckere Pizzabrot mit Kräutern zaubern und mit unterschiedlichen Belägen nach Wunsch in eine eigene Kreation abwandeln.

Schwierigkeitsgrad: leicht
Portionen: 2
Zubereitungsdauer: 30 Minuten
Ruhezeit: 60 Minuten

Zutaten

125 g	Mehl (Typ 405)
¼ Teelöffel	Salz
¼ Teelöffel	Zucker
1 Teelöffel	Trockenhefe
1 Esslöffel	Oregano
1 Esslöffel	Rosmarin
2 Esslöffel	Olivenöl
½	Peperoni, rot
2	Knoblauchzehen
	Mehl

Zubereitung

I. Zu Beginn den Teig herstellen, hierfür das Mehl mit der Trockenhefe sowie dem Salz und dem Zucker in einer Schüssel gründlich miteinander vermengen. Dazu 75 Milliliter warmes Wasser geben und noch einmal gründlich mit den trockenen Zutaten in der Schüssel verrühren. Diese mit einem sauberen Geschirrtuch abdecken und für etwa 1 Stunde zum Aufgehen an einen warmen Ort stellen.

II. 15 Minuten bevor die Gehzeit des Teigs zuende ist, den Backofen auf 250°C Ober-/Unterhitze vorheizen und eine Pfanne hineinstellen.

III. Derweil den Belag zubereiten. Dafür den Knoblauch zunächst schälen und diesen dann in feine Würfel schneiden. Die Peperoni unter fließendem lauwarmen Wasser abspülen und dann entkernen. Die entkernte Peperoni in dünne Ringe schneiden, diese dann zusammen mit den Knoblauchwürfeln in eine Schüssel geben. Öl, Oregano und Rosmarin hinzugeben und alles ordentlich miteinander verrühren.

IV. Nach der Gehzeit dann die Hände mit Mehl einstäuben damit der Teig nicht an den Fingern kleben bleibt. Dann den Teig auf einem Backpapier in etwa die gleiche Größe wie die Pfanne formen und zusammen mit dem Backpapier hineinlegen. Währenddessen den Teig möglichst wenig kneten, dann mit einer Gabel einige Male einstechen und den zuvor vorbereiteten Belag auf dem Teig verstreichen.

V. Den Teig in der Pfanne dann für etwa 10 bis 12 Minuten auf mittlerer Schiene backen.

Quinoa-Tacos mit Guacamole und Mango

Quinoa gehört zu den Superfood schlechthin und Tacos sind eine zugegebenermaßen gern gesehene Speise – also was bietet sich nun mehr an als Tacos und Quinoa zu verbinden? Abgerundet werden die Tacos mit einer schmackhaften Füllung aus Guacamole und Mango.

Schwierigkeitsgrad: mittel
Portionen: 2
Zubereitungsdauer: 45 Minuten

Zutaten

Tacos:

100 g	Quinoa, weiß
100 g	Sonnenblumenkerne
½ Teelöffel	Kreuzkümmel, gemahlen
½ Esslöffel	Olivenöl
½	Granatapfel
4	Tacoschalen
	Salz

Guacamole:

½	Limette
½	Mango, reif
½	Zwiebel
1	Avocado, weich

Zubereitung

I. Im ersten Schritt die Füllung für die Tacos zubereiten, dafür die Quinoakörner zunächst in ein Sieb geben und diese mit fließendem lauwarmen Wasser abspülen.

II. 250 Milliliter Wasser und ½ Teelöffel Salz in einen Topf geben und aufkochen. Die Quinoakörner dazugeben und mit aufgesetztem Deckel unter mehrmaligem Rühren für etwa 15 Minuten köcheln lassen. Dabei sollten die Quinoakörner das Wasser ganz aufnehmen.

III. Derweil die Guacamole zubereiten, indem die Avocado zunächst entsteint und ihr Fruchtfleisch dann aus der Schale herausgeschnitten wird. Die Mango zunächst mithilfe eines Sparschälers schälen, ebenfalls entsteinen und sowohl die Avocado als auch die Mango zunächst in grobe Stücke schneiden, welche dann mithilfe einer Gabel zerdrückt werden – beide Früchte dabei miteinander vermengen. Beim Zerdrücken der Avocado und der Mango sollten jedoch noch einige Fruchtstückchen übrig bleiben.

IV. Die Zwiebel dann schälen, fein hacken und die eine Hälfte von ihnen für die Füllung der Tacos vorerst beiseite stellen. Die halbe Limette mithilfe einer Zitronenpresse entsaften. Den Limettensaft dann zusammen mit der gehackten Zwiebel zu der zerdrückten Avocado-Mango-Mischung geben, alles miteinander vermengen und mit ein wenig Salz würzen.

V. Die Tacoschalen auf einem Backblech verteilen und, wie auf der Verpackung angegeben, aufwärmen.

VI. Unterdessen die Kerne des Granatapfels ausschaben und vorerst ebenfalls beiseite stellen.

VII. Die Sonnenblumenkerne grob hacken und in eine Pfanne geben, dort ohne die Beigabe von Fett anrösten bis sie sich hellbraun verfärben. Dann die zuvor beiseite gestellten Zwiebeln, das Öl sowie den Quinoa mit in die Pfanne geben und unter permanentem Rühren für ½ bis 1 Minute auf mittlerer Hitze braten. Das Ganze dann mit dem Kreuzkümmel sowie dem Salz verfeinern.

VIII. Die Taco-Schalen aus dem Backofen nehmen um sie mit der Quinoamischung zu befüllen und darauf dann die Mango-Guacamole zu verteilen. Darüber noch die Granatapfelkerne streuen und servieren.

Tipp: Wer es saftiger und erfrischender mag, kann zusätzlich zu den bestehenden Zutaten ¼ Salatgurke in Würfel schneiden und diese zusammen mit ½ Esslöffel gehacktem Koriandergrün mit in die Guacamole einrühren.

Red Thai-Curry

Curry und die thailändische Küche haben nahezu eine unzertrennliche Verbindung, so darf ein Curry in einem Kochbuch mit einigen thailändischen Rezepten natürlich nicht fehlen.

Schwierigkeitsgrad: leicht
Portionen: 2
Zubereitungsdauer: 30 Minuten

Zutaten

75 g	grüne Bohnen
75 g	Mungobohnen Sprossen
200 g	Tofu, geräuchert
½ Teelöffel	brauner Zucker
½ Esslöffel	Sojasauce
1 Esslöffel	Sonnenblumenöl
2 Esslöffel	rote Currypaste
½ Dose	ganze geschälte Wasserkastanien
½ Dose	Kokosmilch
2 ½ Stiele	Thai Basilikum
½	Aubergine
2	Kaffir Limettenblätter
2	Zwiebeln

Zubereitung

I. Zuerst die Auberginen unter fließendem lauwarmen Wasser abspülen, dann putzen, ein wenig trocknen und die Aubergine dann in zwei Hälften schneiden - diese dann wiederum grob würfeln. Die Bohnen abgießen und unter fließendem Wasser abspülen, ein wenig trocknen lassen und ebenfalls jeweils in zwei Hälften schneiden. Selbiges auch mit den Wasserkastanien wiederholen.

II. Das Öl in einen Topf geben und auf mittlerer Temperatur erhitzen. Das Gemüse dann in das heiße Öl geben und für etwa 5 Minuten anbraten bevor die Currypaste sowie der Zucker hinzugegeben und für weitere 1 bis 2 Minuten mitgekocht wird.

III. Den Topfinhalt mit Kokosmilch, Sojasauce sowie 150 Millilitern Wasser aufgießen und so für 5 weitere Minuten auf mittlerer Hitze vor sich hin köcheln lassen.

IV. Derweil den Tofu mit einem Küchentuch trocken tupfen bevor er grob gewürfelt wird. Die Kaffirblätter hingegen zuerst waschen, dann trocken tupfen und nachfolgend zusammen mit den Tofuwürfeln zum Curry in den Topf geben. Dort für 10 Minuten mitköcheln lassen, anschließend mit dem Limettensaft und dem Salz würzen.

V. Abschließend das Thai Basilikum abwaschen, trocknen und die Blätter vom Stiel trennen. Die Mungobohnen Sprossen ebenfalls abwaschen, für einen Augenblick abtropfen lassen und dann jeweils in zwei Hälften schneiden. Die Sprossenhälften dann unter das Curry rühren und beim Servieren mit den Basilikumblättern garnieren.

Reistopf jamaikanischer Art

Wer Reis mag, der wird dieses jamaikanische Gericht in jedem Fall lieben – lecker abgerundet wird es durch eine köstliche Kokosmilch.

Schwierigkeitsgrad: mittel
Portionen: 2
Zubereitungsdauer: 15 Minuten
Koch-/Backzeit: 25 Minuten

Zutaten

90 g	Reis
200 ml	Kokosmilch
200 ml	Wasser
½ Dose	Kidneybohnen
½ Bund	Frühlingszwiebeln
½	Knoblauchzehe
½	Zwiebel
	Chilipulver
	Currypulver
	Gemüsebrühe
	Piment
	Salz
	Pfeffer
	Paprikapulver, scharf
	Thymian

Zubereitung

I. Als erstes den Knoblauch und die Zwiebeln schälen, die Frühlingszwiebeln unter lauwarmen fließendem Wasser abspülen und ihre Enden abschneiden. Alle drei Zutaten in kleine Stücke schneiden.

II. Die Kidneybohnen abgießen, unter fließendem lauwarmem Wasser abwaschen, abtropfen lassen und dann zusammen mit etwa 300 Millilitern Wasser in einen Topf geben und auf mittlerer Hitze köcheln lassen.

III. Dann alle Gewürze zusammen mit den klein geschnittenen Knoblauch-, Zwiebel- und Frühlingszwiebelstücken in den Topf zu den Kidneybohnen geben und für 5 Minuten köcheln lassen.

IV. Den Reis in ein Sieb geben und unter kaltem Wasser abspülen, dann auch den Reis mit in den Topf geben.

V. Die Kokosmilch unter den Topfinhalt rühren und im halb zugedeckten Topf für etwa 15 bis 20 Minuten vor sich hin köcheln lassen – dabei gelegentlich umrühren um ein Ansetzen zu vermeiden. Zum Ende hin sollte der Reis sich mit der Flüssigkeit vollgesogen haben und weich geworden sein.

Seitan-Steaks

Steaks können durchaus auch vegan sein – den besten Beweis dafür tritt das Seitan-Steak in diesem Rezept an. Dazu kommt es in einer geschmackvoll aromatischen Tomaten-Fenchel-Sauce. Ein absolutes Muss!

Schwierigkeitsgrad: leicht
Portionen: 2
Zubereitungsdauer: 20 Minuten

Zutaten

2 Esslöffel	Olivenöl
2 Dosen	Tomaten, geschält und gehackt
6-8 Stiele	Rosmarin
4 Scheiben	Seitan-Braten (à 150 Gramm)
2	Fenchelknollen
4	Knoblauchzehen
	Salz
	Pfeffer

Zubereitung

I. Zunächst den Rosmarin unter fließendem lauwarmen Wasser abspülen und ein wenig abtrocknen. Anschließend die Nadeln von den Stielen zupfen und diese grob zerhacken. Die Knoblauchzehen zuerst schälen und dann in feine Scheiben kleinschneiden.

II. In einer beschichteten Pfanne das Öl dann auf Temperatur bringen, sobald diese erreicht ist, die Seitan-Steaks in die Pfanne geben. Diese von beiden Seiten für einen kurzen Augenblick anbraten bevor die gehackten Rosmarinnadeln und die Knoblauchscheiben hinzugegeben werden. Den Pfanneninhalt salzen und pfeffern. Das Gericht nachfolgend für weitere 10 Minuten unter gelegentlichem Wenden der Steaks braten.

III. Derweil den Fenchel unter lauwarmen Wasser abwaschen und jeweils in dünne Streifen kleinschneiden. Die Fenchelstreifen zusammen mit den Tomaten in einen Topf geben und aufkochen, dann für etwa 5 Minuten vor sich hin köcheln lassen bevor die Sauce schlussendlich mit Salz und Pfeffer abgeschmeckt und zu den Steaks serviert wird.

Spinatlasagne mit Tofu und Kurkuma

Im ersten Moment mag man vermuten, dass Lasagne ohne Milch und Käse ein ziemlich trockenes Unterfangen werden kann – doch der Seidentofu sorgt für ausreichend Cremigkeit und die Vollkornbrösel verleihen den besonderen Biss.

Schwierigkeitsgrad: leicht
Portionen: 2
Zubereitungsdauer: 30 Minuten
Koch-/Backzeit: 30 Minuten

Zutaten

25 g	Mehl
25 g	trockenes Vollkornbaguette
45 g	Margarine, vegan
75 g	Tahin (Sesammus)
200 g	Seidentofu
400 g	Blattspinat, tiefgekühlt
175 ml	Gemüsebrühe
1 Esslöffel	Kürbiskerne
1 Esslöffel	Kurkumapulver
1 Esslöffel	Physalis, getrocknet
1 – 1 ½ Esslöffel	grüner Pfeffer
½ Bund	Frühlingszwiebeln
½ Prise	Muskatnuss
1 ½	Orangen
6	Vollkorn-Lasagneblätter
	Salz
	Pfeffer

Zubereitung

I. Als erstes den Backofen auf 170°C Umluft vorheizen.

II. Unterdessen die Orangen schälen, dabei auch die weiße Haut mit wegschneiden, die Orangen halbieren und ihre Kerne heraustrennen. Die Orangen dann zusammen mit dem Kurkuma, dem Seidentofu sowie dem Tahin in ein hohes Gefäß geben und mithilfe eines Pürierstabs zu einer cremigen Masse verarbeiten, dieser dann nach und nach die Gemüsebrühe untermischen.

III. Danach die Sauce herstellen, dafür 30 Gramm Margarine in einen Topf geben und auf mittlerer Hitze zerlassen. Die Herdplatte dann auf niedrige Hitze herunterstellen und das Mehl unter permanentem Rühren mit der Margarine im Topf für rund 3 Minuten anschwitzen.

IV. Anschließend die Tofucreme ebenfalls unter ständigem Rühren mit in den Topf geben. Alles zusammen für einen kurzen Moment aufkochen lassen bevor mit dem Muskat, dem Salz und dem Pfeffer ordentlich gewürzt wird. Den grünen Pfeffer danach mit in den Topf geben und mit dem restlichen Topfinhalt vermischen. Die Sauce dann vorerst beiseite stellen.

V. Den Spinat aus dem Tiefkühlfach nehmen und erst einmal auftauen lassen. Dann das überschüssige Wasser aus dem Spinat herausdrücken und ihn in einer Schüssel wieder auflockern. Dort dann auch mit Salz und Pfeffer würzen.

VI. Die Frühlingszwiebeln unter fließendem lauwarmem Wasser abspülen, die Enden abschneiden und die Frühlingszwiebeln selbst in dünne Ringe schneiden.

VII. In einer Auflaufform mit einer Größe von etwa 14 x 9 Zentimetern ein wenig der Sauce verteilen und darauf dann 1 ½ Lasagneplatten platzieren. Auf diesen dann den Spinat, die Frühlingszwiebeln, die Physalis und eine weitere Schicht der Sauce verteilen. Diese Schichten bis zum Verbrauch aller Zutaten wiederholen und die oberste Schicht mit einer mit Sauce begossenen Lasagneplatte abschließen.

VIII. Die Lasagne dann für etwa 30 Minuten auf der mittleren Schiene im Ofen backen – sollte die Packungsanweisung der Lasagneblätter eine Garzeit von 40 Minuten besagen, der Sauce zusätzlich 50 Milliliter Wasser unterrühren.

IX. In der Zwischenzeit das Baguette in grobe Krümel teilen und auch die Kürbiskerne zerhacken. Die übrig gebliebene Margarine in der Mikrowelle zerlassen und mit den Baguettekrümeln und den gehackten Kürbiskernen vermengen.

X. Abschließend, 5 Minuten vor dem Ende der Garzeit, die Lasagne mit der Baguette-Kürbiskernmischung bestreuen.

Thai-Curry in Kokosnusssauce

Ein sommerliches Curry mit frischen Auberginen, grünen Bohnen und Mini-Maiskolben abgerundet von Tofu – einfach nur lecker. Eine optimale Beilage zu diesem Gericht ist beispielsweise Reis.

Schwierigkeitsgrad: mittel
Portionen: 2
Zubereitungsdauer: 30 Minuten
Ruhezeit: 60 Minuten

Zutaten

150 g	grüne Bohnen
300 g	Tofu
150 ml	Gemüsebrühe
200 ml	Kokosmilch
1 Teelöffel	gelbe Currypaste
2 Teelöffel	Saucenbinder, hell
2 Esslöffel	rote Chilisauce
2 Esslöffel	Tomatenmark
4 Esslöffel	Öl
8 Esslöffel	Sojasauce
1 Glas	Mini-Maiskolben
2 Stiele	Thai-Basilikum
2	Knoblauchzehen
2	Mini-Auberginen
	Currypulver
	Salz
	Pfeffer
	Zucker

Zubereitung

I. Zu Beginn den Tofu mit einem Küchentuch ein wenig trocken tupfen und ihn im Anschluss fein würfeln. Die Tofuwürfel zusammen mit der Sojasauce in eine Schüssel geben und sie dort für etwa 1 Stunde unter gelegentlichem Wenden ziehen lassen.

II. Derweil die Bohnen unter fließendem lauwarmem Wasser abspülen und sie dann in kochendem Salzwasser auf mittlerer Hitze für circa 10 Minuten kochen lassen.

III. In der Zwischenzeit den Knoblauch zunächst schälen und ihn dann in kleine Würfel schneiden. Die Chili hingegen zunächst abspülen, dann der Länge nach aufschneiden und entfernen. Dann die Chilischote grob hacken. Die Aubergine ebenso abwaschen, jedoch würfeln, auf einem Küchenpapier ausbreiten und mit Salz würzen. Die Maiskolben in ein Sieb abgießen und abtropfen lassen, dann die Kolben der Länge nach in zwei Hälften schneiden.

IV. Das Öl in eine Pfanne geben und erhitzen. Sobald es auf Temperatur ist, den Tofu hineingeben und unter mehrmaligem Wenden für rund 2 Minuten anbraten. Danach die Bohnen, den gehackten Chili, den gewürfelten Knoblauch sowie den Mais mit in die Pfanne geben und für weitere 2 Minuten braten lassen.

V. Anschließend das Tomatenmark beimengen und für einen Augenblick in der Pfanne belassen bevor der Pfanneninhalt mit der Brühe und der Kokosmilch abgelöscht wird. Nachfolgend die Currypaste mit in die Pfanne geben und alles mit dem Currypulver, dem Salz, dem Pfeffer und dem Zucker würzen und noch einmal 5 Minuten lang köcheln lassen.

VI. Unterdessen das Thai-Basilikum unter lauwarmen Wasser abspülen und ein wenig trocknen. Die Blätter dann vom Stiel trennen und in feine Streifen schneiden.

VII. Im Anschluss den Saucenbinder in das Curry einrühren und den Pfanneninhalt noch einmal aufkochen lassen.

VIII. Das Curry dann in einer Schüssel anrichten und mit den Basilikumblättern garniert servieren.

Abendessen

Bauerntopf

Ein leckerer Topf mit unterschiedlichen Gemüsesorten wird zu einem deftigen Gericht.

Schwierigkeitsgrad: leicht
Portionen: 2
Zubereitungsdauer: 20 Minuten
Koch-/Backzeit: 40 Minuten

Zutaten

150 g	Sojaschnetzel, feine
400 ml	Tomaten, passiert oder stückig
700 ml	Gemüsebrühe
1 Esslöffel	Olivenöl
2 Esslöffel	Sojasauce
2 Esslöffel	Tomatenmark
1	Zwiebel
2	Knoblauchzehe
2	Möhre
2	Paprika, rot
3	Kartoffeln, vorwiegend festkochend
	Salz
	Pfeffer
	Paprikapulver, rosenscharf
	Petersilie

Zubereitung

I. Zunächst die Sojaschnetzel in 300 Millilitern der Gemüsebrühe einlegen und für etwa 10 Minuten aufquellen lassen. Dabei sollten sich die Sojaschnetzel vollständig mit der Gemüsebrühe vollsaugen.

II. Derweil die Kartoffeln und die Möhren mithilfe eines Sparschälers schälen, die Paprika unter fließendem lauwarmem Wasser abspülen, das Kerngehäuse herausschneiden und alles in relativ kleine Stücke schneiden.

III. Das Öl in einen möglichst großen Topf gießen und auf Temperatur bringen. Unterdessen den Knoblauchzehen und die Zwiebel schälen, beides dann kleinschneiden und im heißen Öl glasig anbraten. Anschließend die aufgequollenen Sojaschnetzel mit in den Topf geben und anbraten.

IV. Sobald die Sojaschnetzel beginnen, ein wenig Farbe anzunehmen, die restlichen 400 Milliliter der Gemüsebrühe sowie die passierten beziehungsweise stückigen Tomatenmark und das Tomatenmark mit in den Topf gießen.

V. Den Topf mit einem Deckel abgedeckt für etwa 30 Minuten köcheln lassen bevor der Deckel abgenommen und der Topfinhalt für weitere 10 Minuten kochen gelassen wird.

VI. Abschließend die Gewürze untermengen und abschmecken. Den Bauerntopf dann garniert mit der Petersilie servieren.

Fenchelpfanne mit Karotten (Low Carb)

Ein schnell zubereitetes Abendessen, was dazu auch noch mit sehr wenigen Zutaten auskommt. Lecker, gesund und kohlenhydratarm – was will man mehr?

Schwierigkeitsgrad: leicht
Portionen: 2
Zubereitungsdauer: 10 Minuten

Zutaten

200 ml	Sojasahne
2	Fenchelknollen
2	Möhren
	Estragon, getrocknet
	Kokosöl
	Salz
	Pfeffer

Zubereitung

I. Im ersten Schritt die Möhren mithilfe eines Sparschälers schälen und dann in Scheiben schneiden – alternativ können sie auch mit einer Gemüsereibe fein gerieben werden. Dann die Fenchelknollen unter fließendem lauwarmen Wasser abspülen und die Stiele der Knollen bis zur Knolle selbst wegschneiden. Den Fenchel dann jeweils in zwei Hälften schneiden, den Strunk keilförmig entfernen und die übrige Knolle ebenfalls in sehr dünne Scheiben zurechtschneiden.

II. In einer Pfanne dann das Kokosöl zerlassen und in ihm für einige Minuten das Gemüse auf mittlerer Hitze anbraten. Wie lange das Gemüse jeweils angebraten werden sollte ist abhängig davon, wie dick die Gemüsescheiben geschnitten sind.

III. Nach einer Weile das Gemüse mit Salz und Pfeffer würzen und die Sojasahne mit in die Pfanne geben, alles miteinander verrühren und köcheln lassen bis das Gemüse noch eine gewisse Bissfestigkeit besitzt. Den Pfanneninhalt mit dem Estragon würzen und mit Reis oder Kartoffeln servieren.

Frühlingsrollen

Frühlings- und Sommerrollen sind in Thailand besonders beliebte Gerichte – gefüllt mit viel Gemüse werden sie zu richtigen Vitaminlieferanten.

Schwierigkeitsgrad: mittel
Portionen: 2
Zubereitungsdauer: 55 Minuten

Zutaten

30 g	Mehl
50 g	Sojasprossen
80 g	Glasnudeln
100 g	Weißkohl
50 ml	süße Chilisauce (als Dip)
½ Teelöffel	Salz
1 Teelöffel	Sojasauce
1 Esslöffel	Zucker
½ Bund	Schnittlauch
2	Chilischoten
2	Frühlingszwiebeln
2	Möhren
10	Shiitake-Pilze, getrocknet
12	Reispapierblätter
	Öl

Zubereitung

I. Zu Beginn die Glasnudeln so zubereiten, wie auf der Packungsanweisung beschrieben. Die Glasnudeln im Anschluss in Stücke mit einer Länge von etwa 5 Zentimetern schneiden und erstmal beiseite stellen. Währenddessen die Shiitake-Pilze in Wasser einweichen lassen.

II. Dann zwei saubere Geschirrtücher anfeuchten und die Reispapierblätter dazwischen ausbreiten – und auch sie für rund 15 Minuten einweichen lassen.

III. Die eingeweichten Shiitake-Pilze aus dem Wasser nehmen, ein wenig ausdrücken um die überschüssige Flüssigkeit zu verlieren, die Stiele dann abschneiden und den restlichen Pilz jeweils in kleine Stücke schneiden. Die Pilzstücke dann zusammen mit den anderen Gemüsesorten – ausgenommen die Sojasprossen – in eine Schüssel geben und gut miteinander vermischen.

IV. In einem Wok oder einer großen Pfanne 2 Esslöffel Öl bei mittlerer Hitze auf Temperatur bringen und dann das Gemüse unter mehrmaligen Wenden darin für maximal 2 Minuten anbraten. Anschließend die Glasnudeln mit in den Wok beziehungsweise die Pfanne geben und ebenfalls für einen kurzen Augenblick andünsten. Den Wok oder die Pfanne vom Herd ziehen und den Inhalt in eine Schüssel geben. Dort alles mit den Sojasprossen vermischen.

V. In einer anderen Schale dann die Sojasauce mit dem Salz und dem Zucker vermengen. Die Sauce dann über das Gemüse gießen und unterrühren.

VI. Ein eingeweichtes Reisblatt bereitlegen und mittig jeweils 2 Esslöffel der Füllung platzieren. Dann vorsichtig, um ein zerreißen zu vermeiden, die Reispapierblätter von der linken und der rechten Seite über die Füllung legen. Dann die Rolle verschließen indem das untere Stück übergelegt wird.

VII. Die Frühlingsrolle dann von unten in Richtung des offenen Endes aufrollen. Gleiches mit allen weiteren Reispapierblättern wiederholen.

VIII. Das Mehl dann in eine Schüssel geben, Wasser hinzufügen und das Mehl auflösen lassen, sodass eine dickflüssige Paste entsteht. Diese dann mithilfe eines Pinsels auf den Reispapierblättern verteilen damit die Ränder nicht wieder aufgehen.

IX. In einem Wok oder alternativ in einer Fritteuse dann ordentlich Öl auf 190°C erhitzen. Das Öl sollte dabei in ausreichender Menge erhitzt werden, sodass die Frühlingsrollen ohne Probleme vollständig im Öl versinken können. Mit einer Schaumkelle dann nacheinander etwa 3 bis 4 Frühlingsrollen zeitgleich im heißen Öl für etwa 3 bis 4 Minuten frittieren bis sie eine goldbraune Farbe annehmen.

X. Dann wieder mit der Schaumkelle aus dem heißen Fett nehmen und auf einem Küchenpapier ausbreiten, sodass das überschüssige Fett abtropfen kann.

XI. Die Frühlingsröllchen dann zusammen mit der Chilisauce als Dip anrichten.

Gebratene Paprikaschoten

So einfach, so lecker und so schnell zubereitet mit wenigen Zutaten – einfach nur ein Geschmackserlebnis!

Schwierigkeitsgrad: leicht
Portionen: 2
Zubereitungsdauer: 20 Minuten

Zutaten

6 Spitzpaprika, gelb
Öl
Salz
Essig

Zubereitung

I. Im ersten Schritt die Paprikaschoten unter fließendem lauwarmen Wasser abspülen und mit einem Küchentuch abtropfen.

II. Das Öl in eine Pfanne geben und auf Temperatur bringen, darin dann die Paprikaschoten anbraten – dabei Salz hinzugeben und mehrere Male wenden bis die Paprika beginnt anzuschmoren. Jedoch aufpassen, da das Öl sehr stark spritzt.

III. Die angebratenen Paprikaschoten in eine Schüssel umfüllen, das Bratöl aus der Pfanne darüber gießen und mit Essig würzen. Zum Servieren lässt sich sehr gut Brot zum dippen einreichen.

Gemüsepfanne mit Erdnüssen und Mandeln

Eine bunte Gemüsevielfalt trifft auf cremige Erdnuss und knackige Mandeln – eine leckere Harmonie zwischen Frische und dem richtigen Biss durch den Cruncheffekt. Gesund, lecker und dabei auch noch kohlenhydratarm!

Schwierigkeitsgrad: mittel
Portionen: 2
Zubereitungsdauer: 15 Minuten
Koch-/Backzeit: 15 Minuten

Zutaten

175 ml	Wasser
½ Teelöffel	Gemüsebrühe
2 Teelöffel	Zitronensaft
4 Teelöffel	Sojasauce
2 Esslöffel	Erdnussmus
2 Esslöffel	Petersilie, gehackt
4 Esslöffel	Erdnussöl / Kokosöl oder gemischt
1 Handvoll	Mandeln, ganz und geschält
1 Prise	Zucker
1	Brokkoli
1	Kohlrabi
1	Paprika
1	Pastinake
2	Möhren
	Chiliflocken
	Salz

Zubereitung

I. Im ersten Schritt das Gemüse gründlich unter fließendem lauwarmen Wasser abspülen und es dann schälen sowie in kleine Stücke schneiden.

II. Die Mandeln dann in einer Pfanne ohne die Zugabe von Fett anrösten bis sie beginnen zu duften sowie sich ein wenig zu bräunen, aus der Pfanne nehmen und beiseite stellen.

III. Als nächstes das Öl in eine Pfanne geben und auf Temperatur bringen. Im erhitzten Öl dann das Gemüse – ausgenommen die Pastinake – auf mittlerer Hitze unter mehrmaligem Rühren anbraten. Sobald die halbe Garzeit vorüber ist auch die Pastinake hinzugeben. Wer mag kann ein wenig Paprika hineinschneiden.

IV. Hat das Gemüse die gewünschte Bissfestigkeit erreicht das Erdnussmus hinzugeben und mit Wasser auffüllen. Das Ganze ordentlich miteinander verrühren und mit den übrigen Zutaten vermengen. Den Pfanneninhalt abschmecken und abschließend beim Servieren die Mandeln untermengen.

Kartoffelpfanne

Ein schnell zubereitetes, unkompliziertes Abendessen mit Kartoffeln, Paprika und Kräutern.

Schwierigkeitsgrad: leicht
Portionen: 2
Zubereitungsdauer: 15 Minuten
Koch-/Backzeit: 45 Minuten

Zutaten

1 Teelöffel	Kräuter der Provence
1 Esslöffel	Basilikum
1 Esslöffel	Petersilie
4 Esslöffel	Olivenöl
1 Messerspitze	Cayennepfeffer
1	Zwiebel
2	Knoblauchzehen
2	Paprika, rot
4	Kartoffeln
	Salz
	Pfeffer

Zubereitung

I. Das Öl in eine große Pfanne oder alternativ einen Wok geben und auf mittlerer Temperatur erhitzen – dabei sollte das Öl den gesamten Pfannenboden bedecken.

II. Derweil die Zwiebeln schälen und dann fein würfeln. Die Zwiebelwürfel in das erhitzte Öl geben. Anschließend die Kartoffeln mithilfe eines Sparschälers schälen und in Würfel mit einer Größe von etwa 2 x 2 Zentimetern schneiden – auch diese in die Pfanne geben und zusammen mit den Zwiebeln anbraten bis diese glasig sind.

III. In der Zwischenzeit die Paprika unter fließendem lauwarmen Wasser abspülen, ein wenig trocknen, das Kerngehäuse herausschneiden und die Paprika selbst in dünne Streifen schneiden – auch diese in die Pfanne geben und anbraten.

IV. Die Knoblauchzehen schälen und mithilfe einer Knoblauchpresse in die Pfanne geben, gut mit den übrigen Zutaten vermengen und mit Cayennepfeffer, Kräutern der Provence, Salz und Pfeffer würzen.

V. Das Basilikum und die Petersilie abspülen, trocken schütteln und fein hacken – dann mit in die Pfanne geben, unterrühren und für etwa 45 Minuten auf niedriger Hitze unter gelegentlichem Umrühren braten.

Kohlrouladen auf Tomatensauce

Ein gesundes Abendessen mit wenig Kalorien – gefüllt mit Champignons und Kartoffeln wird dieses Gericht angerichtet auf einer pikanten Tomatensauce zu einem geschmacklichen Erlebnis.

Schwierigkeitsgrad: mittel
Portionen: 2
Zubereitungsdauer: 20 Minuten
Koch-/Backzeit: 20 Minuten

Zutaten

50 ml	Sojamilch (Sojadrink)
1 Teelöffel	Senf
1 Esslöffel	Mandelmus
1 Dose	Tomaten, stückig
8 Blätter	Wirsing
einige Stiele	Petersilie
2	Zwiebeln
4	Champignons
5	Kartoffeln, mehlig kochend
etwas	Öl
etwas	Salz
etwas	Pfeffer

Zubereitung

I. Damit beginnen die Kartoffeln mithilfe eines Sparschälers schälen und dann in Stücke zu schneiden. Die Kartoffelstücke in Salzwasser geben und auf mittlerer Hitze so lange kochen bis die Kartoffeln weich sind.

II. Danach die Wirsingblätter im Salzwasser der Kartoffeln blanchieren – dabei jeweils 1 bis 2 Blätter zeitgleich für etwa 1 bis 2 Minuten ins kochende Wasser geben.

III. Anschließend eine Zwiebel schälen, die Champignons vorsichtig mit einem Pinsel reinigen und beides in Würfel schneiden. In einer Pfanne Öl erhitzen und die Champignon- sowie Zwiebelstücke darin anbraten, nach einiger Zeit mit dem Salz und dem Pfeffer würzen.

IV. Dann die Champignons, die Zwiebeln und die Kartoffeln miteinander vermengen und nach Geschmack mit Senf, Mandelmus und kleingeschnittener Petersilie verfeinern. Das Ganze dann unter der Beigabe von 50 Millilitern Pflanzenmilch zu Kartoffelpüree verarbeiten.

V. Im Anschluss jeweils ein Wirsingblatt auf einem Brett ausbreiten und darauf mittig einen Esslöffel des Kartoffelpürees platzieren, das Wirsingblatt dann zusammenrollen und mit einem Zahnstocher fixieren um eine Roulade zu formen. Ein zweites Blatt um die Roulade herumwickeln und noch einmal befestigen – so ergeben sich insgesamt 4 Rouladen.

VI. Öl in eine Pfanne geben und auf Temperatur bringen – bei starker Hitze dann die Rouladen unter Wenden anbraten bis sie eine dezente Bräunung annehmen. Achtung – vor dem Servieren die Zahnstocher aus den Rouladen ziehen.

VII. Derweil die Tomatensauce zubereiten – dafür die andere Zwiebel schälen und in feine Würfel schneiden. Diese dann in einen Topf geben und unter der Beigabe von etwas Öl anbraten bis sie glasig werden. Dann die stückigen Dosentomaten mit den Zwiebeln vermengen und mit dem Salz und dem Pfeffer abschmecken. Die Sauce dann für etwa 5 Minuten auf mittlerer Hitze köcheln lassen.

VIII. Die Kohlrouladen dann auf einen Teller geben und mit der Tomatensauce angerichtet servieren.

Tipp: Wer mag kann dem Kartoffelpüree noch 1 Esslöffel Sesam oder auch Leinsamen untermischen.

Linsen-Curry mit Spinat

Ein leckeres Abendessen mit wenigen Kalorien und überaus geschmackvoll!

Schwierigkeitsgrad: leicht
Portionen: 2
Zubereitungsdauer: 20 Minuten
Koch-/Backzeit: 45 Minuten

Zutaten

40 g	Zuckerschoten
100 g	Linsen, rot
100 g	Spinat, tiefgekühlt
100 g	Tomaten, passiert
125 g	Kokosmilch
250 ml	Wasser
½ Teelöffel	Olivenöl
½ Esslöffel	Currypaste, rot
½ Esslöffel	Tomatenmark
½	Zitrone
1	Knoblauchzehe
1	Spitzpaprika
1	Zwiebel
	Basilikum, frisch oder getrocknet
	Currypulver
	Ingwer, frisch oder Pulver
	Kurkuma
	Salz

Zubereitung

I. Im ersten Schritt die Knoblauchzehe und die Zwiebel schälen, dann in kleine Stücke schneiden. Die Paprika sowie die Zuckerschoten und fließendem lauwarmen Wasser abspülen und trocknen, das Kerngehäuse der Paprika entfernen und sowohl die Paprika als auch die Zuckerschoten klein schneiden. Das Gemüse lässt sich auch optimal durch andere Gemüsesorten ergänzen oder ersetzen.

II. Dann das Olivenöl in eine tiefe Pfanne oder einen Kochtopf geben und erhitzen. Sobald das Öl heiß ist, die Zwiebeln hinzugeben und auf mittlerer Hitze glasig braten. Sobald dies der Fall ist, den Knoblauch hinzugeben und mit anbraten.

III. Die klein geschnittene Paprika zusammen mit den Zuckerschoten und dem tiefgekühlten Spinat in die Pfanne geben und für etwa 5 Minuten anbraten lassen. Danach sowohl die Currypaste als auch das Tomatenmark dem restlichen Pfanneninhalt unterrühren und anrösten.

IV. Den Pfanneninhalt mit Kokosmilch ablöschen und die passierten Tomaten untermengen. Dann die Linsen mit den restlichen Zutaten verrühren und 125 Milliliter des Wassers mit in die Pfanne gießen – noch einmal alles gut miteinander verrühren. Das Ganze auf mittlerer Hitze etwa solange kochen bis die Linsen den richtigen Biss haben.

V. Während des Köchelns das Gericht mit den Gewürzen abschmecken, die halbe Zitrone mithilfe einer Zitronenpresse entsaften und den Saft unterrühren.

Maisküchlein

Eine leckere jamaikanische Spezialität, die gerne zum Abendbrot gegessen wird, sind diese leckeren Maisküchlein mit einem schmackhaften Chutney aus Ingwer und Tomaten.

Schwierigkeitsgrad: leicht
Portionen: 2
Zubereitungsdauer: 40 Minuten

Zutaten

40 g	Ingwer
50 g	Rohrohrzucker
75 g	Mehl
75 g	Weizen-Vollkornmehl
300 g	Mais
400 g	Dosentomaten
150 ml	Sojamilch
1 Teelöffel	Backpulver
2 Teelöffel	Johannisbrotkernmehl
2 Esslöffel	Weißweinessig
3 Esslöffel	Öl
1 Bund	Frühlingszwiebeln
2 Stiele	Minze
3 Stiele	Petersilie
2	Chilischoten, getrocknet
	Salz
	Pfeffer

Zubereitung

I. Zu Beginn den Mais in ein Sieb abgießen, unter lauwarmem fließendem Wasser abspülen und abtropfen lassen.

II. Derweil in einer Schüssel das Johannisbrotkernmehl, das Mehl, das Weizen-Vollkornmehl sowie die Sojamilch zu einem einheitlichen Teig verarbeiten. Diesem dann den abgetropften Mais untermengen und den Teig mit Salz sowie Pfeffer ordentlich würzen. Den Teig dann für rund 15 Minuten ruhen lassen.

III. Unterdessen das Chutney zubereiten. Dafür die Tomaten bereits in der Dose mithilfe einer Gabel zerdrücken oder sie in ein hohes Gefäß umfüllen und mithilfe eines Pürierstabs zu einem Brei verarbeiten.

IV. Den Ingwer zunächst schälen und dann in feine Stücke hacken. Die Frühlingszwiebeln unter fließendem Wasser abspülen, die Enden abschneiden und den Rest der Frühlingszwiebeln in dünne Scheiben schneiden.

V. Dann den Zucker in eine Pfanne mit einem möglichst schweren Boden geben und auf mittlerer Hitze erwärmen bis der Zucker beginnt, zu karamellisieren.

VI. Dem karamellisierten Zucker dann den gehackten Ingwer, die Frühlingszwiebelscheiben hinzugeben und die Chilischoten in die Pfanne bröseln. Umgehend den Essig mit in die Pfanne geben und alles gründlich miteinander verrühren.

VII. Die zu Brei verarbeiteten Tomaten dann mit in die Pfanne geben und zusammen mit dem restlichen Pfanneninhalt für rund 10 Minuten köcheln lassen. Anschließend noch mit Salz und Pfeffer abschmecken und vorerst beiseite stellen.

VIII. Die Minze sowie die Petersilie unter lauwarmen Wasser gründlich abspülen, ein wenig trocknen, dann jeweils die Blätter vom Stiel zupfen und diese fein zerhacken. Die gehackten Blätter dann mit in den Teig rühren.

IX. In einer möglichst großen Pfanne Öl auf Temperatur bringen und dann jeweils etwa 1 ½ Esslöffel Teig pro Küchlein in die Pfanne geben. Diese dann von beiden Seiten je 2 bis 3 Minuten backen bis sie goldbraun werden.

X. Die Küchlein dann aus der Pfanne nehmen, einen Moment lang auf einem Küchentuch das überschüssige Fett abtropfen lassen und dann zusammen mit dem Ingwer-Tomaten-Chutney anrichten.

Makkaroni-Pfanne mit Champignons, Chicorée und Mais

Pasta geht langweilig – Pasta geht aber auch sehr viel geschmackvoller. Ergänzt von unterschiedlichen Gemüsesorten werden die Makkaroni zu einer Geschmacksreise.

Schwierigkeitsgrad: mittel
Portionen: 2
Zubereitungsdauer: 20 Minuten
Koch-/Backzeit: 20 Minuten

Zutaten

50 g	Makkaroni
60 g	Champignons, braun
190 g	Mais (aus der Dose)
50 ml	Gemüsebrühe
50 ml	Weißwein
1	Chicorée
	Salz
	Pfeffer
	Öl

Zubereitung

I. Im ersten Schritt den Mais durch ein Sieb abgießen und abtropfen lassen.

II. In einer Pfanne das Öl erhitzen und im heißen Öl dann die Makkaroni anbraten. Diese dann mit der Gemüsebrühe und Wein ablöschen und mit Salz und Pfeffer würzen. Den Pfanneninhalt dann für etwa 10 Minuten auf mittlerer Hitze köcheln lassen.

III. Derweil die Champignons mithilfe eines Pinsels vorsichtig säubern und dann stückeln. Die Champignonstücke dann zusammen mit dem Mais zu den Makkaroni in die Pfanne geben.

IV. Dann mit der Vorbereitung des Chicorées fortfahren, dabei 4 Zentimeter am unteren Seite abschneiden. Die Blätter des Chicorées zerkleinern und ebenfalls in die Pfanne geben, mit dem restlichen Pfanneninhalt gut vermengen und mit Salz und Pfeffer abschmecken.

V. Sobald die Makkaroni gar sind, das Gericht aus der Pfanne nehmen und anrichten.

Pasta mit Auberginensauce

Ein einfaches Gericht, das jeden gleichermaßen begeistert – kohlenhydratarm und schmackhaft kommt es daher in einer pikanten Auberginen-Tomatensauce.

Schwierigkeitsgrad: leicht
Portionen: 2
Zubereitungsdauer: 15 Minuten

Zutaten

250 g	Pasta wie zum Beispiel Spagetti
¾ Dose	Tomaten, passiert
1 Handvoll	Basilikum
½	Aubergine
½	Zwiebel
2	Tomaten
	Olivenöl
	Salz
	Pfeffer
	Oregano

Zubereitung

I. Zunächst die Pasta wie auf der Verpackung angegeben zubereiten.

II. Derweil die Aubergine und die Tomaten unter fließendem lauwarmen Wasser abspülen und ein wenig trocknen. Den Tomaten den Strunk herausschneiden und sowohl die Aubergine als auch die Tomaten fein würfeln.

III. Die Zwiebel schälen, das Basilikum abspülen, trocken schütteln und beides kleinschneiden.

IV. Dann in einer Pfanne das Olivenöl erhitzen und darin im Anschluss die Zwiebeln glasig anbraten. Die Auberginenwürfel mit in die Pfanne geben und einen Moment lang mit anbraten.

V. Nach 5 Minuten die passierten Tomaten mit in die Pfanne geben und mit den Auberginen verrühren, die sich daraus ergebene Sauce für einen Augenblick köcheln lassen.

VI. Nachfolgend die Tomatenwürfel und das kleingeschnittene Basilikum unter die übrigen Zutaten in der Pfanne rühren und alles mit Oregano, Salz sowie Pfeffer abschmecken.

VII. Die Pasta auf einem Teller anrichten, die Sauce darüber verteilen, mit Basilikumblättern garnieren und servieren.

Spargel mit Sauce Hollandaise

Im Sommer ist Spargel ein saisonales Highlight – zusammen mit einer frischen Sauce Hollandaise in veganer Version wird es zu einem leckeren Tagesabschluss.

Schwierigkeitsgrad: mittel
Portionen: 2
Zubereitungsdauer: 60 Minuten
Koch-/Backzeit: 25 Minuten

Zutaten

65 g	Margarine, vegan
250 g	Kartoffeln, festkochend
500 g	Spargel, weiß
½ Teelöffel	Speisestärke
1 Teelöffel	Senf, mittelscharf
1 Esslöffel	Zucker
½ Päckchen	Sojasahne
	Salz
	Zitronensaft

Zubereitung

I. Im ersten Schritt die Kartoffeln und den Spargel mithilfe eines Sparschälers schälen. Beim Schälen des Spargels darauf Acht geben, dass dieser nicht bricht und ordentlich geschält wird, damit nichts Holziges mehr übrig bleibt.

II. Dann den Backofen auf 180°C Umluft vorheizen und Salzwasser für die Kartoffeln auf mittlerer Hitze aufkochen.

III. Unterdessen den Spargel der Länge nach in zwei Hälften schneiden und auf in zwei Lagen ausgebreiteter Alufolie verteilen – dabei ausreichend Platz zwischen den einzelnen Spargelstücken lassen um alles gut mit einer dritten Schicht Alufolie abdecken zu können.

IV. Den Spargel mit Salz und einer kleinen Prise Zucker würzen und mithilfe eines Löffels 4 Messerspitzen Margarine über dem Spargel verteilen. Dann die dritte Schicht der Alufolie auf den Spargel legen und so zusammenfalten, dass der Spargel dabei flach nebeneinander liegt. Dann für etwa 25 Minuten in den Backofen geben und dünsten lassen.

V. Nach 10 Minuten der Backzeit beginnen die Sauce Hollandaise zuzubereiten. Dafür die restliche Margarine in einen Topf geben und zerlassen. Die zerlassene Margarine dann mithilfe eines Schneebesens mit der Sojasahne sowie dem Senf verrühren, für einen kurzen Augenblick aufkochen und auf niedriger Hitze weiterköcheln lassen. Die Sauce Hollandaise dann mit Salz und Zitronensaft abschmecken.

VI. Bevor der Spargel mit der Sauce Hollandaise serviert wird, die Speisestärke mit warmen Wasser vermengen und schrittweise der Sauce Hollandaise unterrühren.

VII. Den Spargel aus dem Backofen nehmen und zusammen mit der Sauce Hollandaise anrichten.

Spargelpfanne (Low Carb)

Ein schnell zubereitetes Abendessen mit frischem grünen Spargel, welches den perfekten geschmacklichen Tagesabschluss bildet.

Schwierigkeitsgrad: leicht
Portionen: 2
Zubereitungsdauer: 20 Minuten

Zutaten

320 g	Spargel, grün
2 Teelöffel	Hanfsamen, geschält
2 Esslöffel	Kokosöl, cremig
2	Möhren
	Käseersatz (Parmesanersatz), vegan
	Sprossen (Rote-Bete-Sprossen)
	Salz
	Pfeffer

Zubereitung

I. Mit der Vorbereitung des Spargels beginnen – bei der Verwendung von bereits küchenfertig geschnittenen Spargel diesen einfach weiterverwenden, im Falle frischen Spargels diesen unter fließendem lauwarmen Wasser abspülen, ein wenig der Enden wegschneiden und den Spargel dann diagonal in dünne Scheiben schneiden.

II. Das Kokosöl dann in eine Pfanne geben und auf mittlerer Hitze zerlassen, anschließend darin die Spargelscheiben für etwa 2 Minuten anbraten.

III. Derweil die Möhren mithilfe eines Sparschälers schälen und mit einem Hobel fein reiben. Die geraspelten Möhren dann mit in die Pfanne zum Spargel geben und für circa 1 Minute mitbraten bevor die Hanfsamen dazugegeben werden. Das Ganze dann mit Salz und Pfeffer würzen sowie den veganen Käse mit dem restlichen Pfanneninhalt verrühren. Wird Parmesan verwendet, wird höchstwahrscheinlich kein Salz notwendig sein.

IV. Den Pfanneninhalt auf Teller verteilen, die Rote-Bete-Sprossen unter fließendem lauwarmem Wasser abwaschen, auf dem Gemüse verteilen und servieren.

Steckrübensüppchen Thai Art

Eine leckere, abwechslungsreiche Speise zur Abendzeit bildet dieses gesunde Süppchen der thailändischen Küche.

Schwierigkeitsgrad: leicht
Portionen: 2
Zubereitungsdauer: 60 Minuten

Zutaten

Suppe:

10 g	Ingwer
30 g	Champignons, weiß
175 g	Steckrüben
25 ml	Weißwein
200 ml	Gemüsebrühe
200 ml	Kokosmilch
½ Teelöffel	Kurkuma
1 Teelöffel	brauner Zucker
1 Teelöffel	Currypulver, mild
1 ½ Esslöffel	Limettensaft
1 ½ Esslöffel	Öl
1 Stange	Zitronengras
¼	Chilischote
1	Knoblauchzehe
1	Zwiebel
	Salz

Einlage:

25 g	Shiitake-Pilze
50 g	Kräuterseitlinge
1 Esslöffel	Limettensaft
¼ Bund	Koriandergrün
½	Chilischote
½	Zwiebel

Zubereitung

I. Als erstes die Steckrüben mithilfe eines Sparschälers schälen und dann in grobe Würfel schneiden. Die Enden des Zitronengrases abschneiden und die jeweils zwei äußeren Blätter, die relativ hart sind, entfernen. Das Zitronengras selbst dann mit dem Rücken eines Messers andrücken und dann kleinschneiden.

II. Den Ingwer, den Knoblauch und die Zwiebeln schälen, die Champignons vorsichtig putzen und alles in feine Stücke schneiden. Die Chilischote inklusive der Kerne grob kleinschneiden.

III. Die Champignons, die Chilischote, den Ingwer, den Knoblauch, die Steckrüben, das Zitronengras und die Zwiebeln zusammen in einen großen, möglichst hohen Topf, geben und in einer kleinen Menge Öl andünsten. Darüber dann sowohl das Curry, den Kurkuma als auch den Zucker verteilen und für einen Moment mit anbraten bevor der Topfinhalt mit dem Weißwein abgelöscht wird.

IV. Die Gemüsebrühe, die Kokosmilch und 200 Milliliter Wasser mit in den Topf geben und aufkochen lassen. Das Ganze dann mit etwas Salz abschmecken und mit einem Deckel halb abdecken. So für 30 Minuten köcheln lassen bis die Steckrüben eine weiche Konsistenz entwickeln.

V. Anschließend die Suppe mithilfe eines Pürierstabs zu einer cremigen Konsistenz verarbeiten. Um zu grobe Stücke zu entfernen, die Suppe durch ein Sieb in einen anderen Topf streichen.

VI. Dann die Einlage zubereiten. Dafür zunächst die Zwiebel schälen, diese dann in feine Streifen schneiden und mit den Pilzen weitermachen. Die Pilze als erstes vorsichtig putzen, dann von den Kräuterseitlingen die Wurzeln abschneiden, von den Shiitake-Pilzen hingegen die Stiele. Größere Pilze in vier Teile schneiden, die kleineren halbieren. Die Chilischote der Länge nach aufschneiden und die Kerne entfernen. Die Suppe mit der Einlage zusammen – ausgenommen die Zwiebel - noch einmal für einen kurzen Augenblick aufkochen bevor sie mit 1 ½ Esslöffeln Limettensaft und dem Salz gewürzt wird.

VII. Die Pilze sowie die Chilischoten für etwa 15 Minuten in der Suppe köcheln lassen bevor in der letzten Minute dann letztlich die Zwiebelstreifen hinzugegeben werden.

VIII. Derweil das Koriandergrün relativ grob zerhacken und mit 1 Esslöffel Limettensaft vermengen.

IX. Abschließend die Suppe auf Tellern anrichten und mit der Koriander-Limettensaft-Mischung garnieren.

Tomaten-Quiche

Ein abwechslungsreiches Abendessen in Form einer leckeren Quiche mit einer schmackhaften Füllung aus Tomaten und Tofu.

Schwierigkeitsgrad: leicht
Portionen: 2
Zubereitungsdauer: 30 Minuten
Koch-/Backzeit: 45 Minuten
Ruhezeit: 30 Minuten

Zutaten

Teig:

150 g	Margarine, vegan
330 g	Vollkornweizenmehl
80 ml	Wasser
½ Teelöffel	Meersalz

Füllung:

400 g	Cherrytomaten
400 g	Seidentofu
1 Teelöffel	Kurkuma
1 Teelöffel	Meersalz
1 Teelöffel	Oregano, frisch
1 Teelöffel	Thymian, frisch
1 Esslöffel	Schnittlauch, frisch
2 Esslöffel	Olivenöl
2 Esslöffel	Speisestärke
3 Esslöffel	Basilikum, frisch
1 Prise	Muskat
	Pfeffer

Zubereitung

I. Alle Teigzutaten miteinander vermischen und zu einem glatten Teig verarbeiten. Diesen dann mit einem sauberen Geschirrtuch abgedeckt für rund 30 Minuten im Kühlschrank ruhen lassen.

II. In der Zwischenzeit die Füllung zubereiten. Dafür zunächst die Cherrytomaten gründlich unter fließendem lauwarmen Wasser abspülen, abtrocknen und dann in zwei Hälften schneiden. Die Tomatenhälften beiseite stellen, dann den Tofu zusammen mit dem Öl sowie der Speisestärke, dem Salz und den Gewürzen mithilfe eines Pürierstabs zu einer homogenen cremigen Konsistenz verarbeiten.

III. Die frischen Kräuter abwaschen, trocknen und fein zerhacken. Die gehackten Kräuter dann mit der restlichen Füllung vermischen.

IV. Den Teig aus dem Kühlschrank nehmen und auf einem möglichst großen Stück Backpapier ausrollen bis die Größe der Quiche-Form erreicht ist. Zusätzlich einen Rand ausrollen und beides zusammen mit dem Backpapier in die Quiche-Form legen und sowohl den Teig für den Boden als auch den Rand an die Form andrücken. Anschließend dann für 10 Minuten bei 200°C Ober-/Unterhitze backen.

V. Danach die Füllung auf dem gebackenen Quicheboden verteilen und dann die halbierten Tomaten mit der Hautseite nach unten darauf verteilen. Das sorgt dafür, dass das Tomatenwasser die Quiche nicht aufweicht.

VI. Im Anschluss die Quiche für weitere 20 Minuten bei 200°C backen bevor die Temperatur auf 175°C heruntergedreht wird. Bei 175°C dann noch einmal für weitere 15 Minuten backen.

VII. Bevor die Quiche schlussendlich angeschnitten wird unbedingt noch einmal 10 Minuten ruhen und ein wenig abkühlen lassen.

Tipp: Optimal passt zu dieser tomatigen Quiche ein leckerer bunter Salat.

Überbackene Wraps

Wraps sind immer eine gute Möglichkeit der Resteverwertung, vor allem zum Abendbrot sind sie also ein gern gesehenes Gericht. Noch besser wird das Ganze aber dann, wenn es sogar noch überbacken wird – einfach nur lecker!

Schwierigkeitsgrad: leicht
Portionen: 2
Zubereitungsdauer: 5 Minuten

Zutaten

2 Esslöffel	Ajvar
2 Esslöffel	Sour Cream, vegan
4 Scheiben	Käseersatz, geraspelt
2	Wraps
6	Cocktailtomaten
	Salat (Römersalat, Eisbergsalat)

Zubereitung

VI. Zunächst den Backofen auf 180°C Umluft vorheizen.

VII. Dann die Cocktailtomaten unter fließendem lauwarmem Wasser abspülen, ein wenig trocknen, den Strunk herausschneiden und den Rest der Tomaten zu feinen Würfeln schneiden. Den Salat unter fließendem Wasser abwaschen und abtropfen lassen.

VIII. Im Anschluss mit dem Belegen der Wraps beginnen, dafür jeweils zunächst den geraspelten Käseersatz über den Wrap streuen und jeweils 1 Esslöffel Ajvar darauf verteilen. Den Wrap aufrollen und auf den geschlossenen Wrap noch eine weitere Schicht Käse geben.

IX. Die Wraps dann in den Ofen schieben und backen bis die gewünschte Bräunung des Käses eintritt.

X. Die Wraps dann jeweils auf einen Teller geben und über den Wraps dann den Salat mit den Tomaten verteilen – nach Wunsch noch ein wenig Sour Cream heraufgeben und servieren.

Walnuss-Bratkartoffeln

Bratkartoffeln sind an sich bereits eines der beliebtesten Gerichte – doch was, wenn die Bratkartoffeln nun sogar auch noch einen gewissen Cruncheffekt bekommen, da die Walnüsse den benötigten Biss verleihen? Wer kann da denn noch widerstehen?

Schwierigkeitsgrad: leicht
Portionen: 2
Zubereitungsdauer: 30 Minuten
Koch-/Backzeit: 20 Minuten

Zutaten

30 g	Walnusskerne, grob gehackt
200 g	Kartoffeln
1	Zwiebel
2	Knoblauchzehen
	Basilikumblätter
	Salz
	Pfeffer
	Öl

Zubereitung

I. Die Kartoffeln mithilfe eines Sparschälers schälen und in kleine Würfel schneiden, gleiches mit der Zwiebel wiederholen.

II. Das Öl in eine Pfanne geben und erhitzen. Sobald das Öl auf Temperatur ist die Kartoffeln hinzugeben und auf mittlerer Hitze ein wenig anbraten.

III. Sobald die Kartoffeln eine gewisse Bräunung annehmen, die Zwiebeln mit untermengen. Den Knoblauch schälen und in dünne Scheiben schneiden, auch diese mit in die Pfanne geben und anbraten.

IV. Zum Schluss die gehackten Walnüsse zum restlichen Pfanneninhalt geben. Sobald die Kartoffeln dann gar sind das Gericht mit Salz und Pfeffer abschmecken.

V. Die Basilikumblätter unter fließendem Wasser abwaschen, mit einem Küchentuch abtrocknen und in Streifen schneiden. Die Basilikumstreifen mit den Bratkartoffeln vermengen und anrichten.

Desserts

Apfel-Bananen-Muffins (Low Carb)

Wer nicht immer auf Nachspeisen mit vielen Kohlenhydraten setzen möchte, greift oftmals gar nicht erst zu Desserts. Doch was, wenn es möglich ist, kohlenhydratarme Muffins naschen zu können und dabei kein schlechtes Gewissen mehr haben zu müssen? Hier kommt das ultimative Rezept für kleine Naschkatzen!

Schwierigkeitsgrad: leicht
Portionen: 18 Muffins
Zubereitungsdauer: 15 Minuten
Koch-/Backzeit: 25 Minuten

Zutaten

50 g	Kokosblütenzucker
50 g	Kokosmehl
50 g	Mehl (Eiweißmehl)
100 g	Eiweißpulver mit Vanillegeschmack
150 ml	Öl
1 Päckchen	Backpulver
1 Päckchen	Salz
1 Schuss	Mineralwasser
1	Apfel
3	Bananen, reif

Zubereitung

I. Im ersten Schritt den Backofen auf 150°C Umluft vorheizen.

II. Die Bananen schälen und diese zusammen mit dem Öl sowie dem Zucker in eine Schüssel geben. Den Schüsselinhalt dann mithilfe eines Pürierstabs zu Bananenpüree verarbeiten.

III. Dem Bananenpüree dann das Backpulver, das Mehl sowie das Salz unterrühren bis der Teig eine relativ feste Konsistenz besitzt. Dann einen Schuss Mineralwasser zur Auflockerung des Teigs hinzufügen.

IV. Den Apfel mithilfe eines Sparschälers schälen und dann klein würfeln, diese dann unter den Teig heben.

V. Den Teig dann auf 18 Muffinförmchen verteilen, diese im vorgeheizten Ofen für etwa 20 bis 25 Minuten backen.

VI. Beim Servieren die Muffins nach Wunsch noch mit einer kleinen Menge Zimt bestreuen um den Geschmack noch ein wenig zu verfeinern.

Apfeltarte mit Zimtstreuseln

Eine veganer Apfeltarte mit leckeren Streuseln aus Zimt – die optimale Kombination und besonders auch an kälteren Tagen ein Genuss!

Schwierigkeitsgrad: mittel
Portionen: 8 Stücke
Zubereitungsdauer: 30 Minuten
Koch-/Backzeit: 60 Minuten

Zutaten

200 g	Margarine, vegan
350 g	Mehl
750 g	Äpfel
60 ml	Wasser
2 Teelöffel	Zimt
2 Esslöffel	Apfelmus
8 Esslöffel	Zucker
1 Päckchen	Vanillinzucker
1 Messerspitze	Backpulver

Zubereitung

I. 125 Gramm der Margarine in kleine Stücke schneiden und diese mit 200 Gramm Mehl, 2 Esslöffeln Zucker sowie dem Backpulver und dem Vanillinzucker vermischen.

II. Die Margarinestücke mit dem Wasser verrühren und mit der Mischung aus dem ersten Schritt verkneten bis sich eine glatte Konsistenz ergibt. Diesen dann in Frischhaltefolie wickeln und für rund 1 Stunde in den Kühlschrank geben und erkalten lassen.

III. Derweil das restliche Mehl mit dem Zimt, der übrig gebliebenen Margarine und den anderen 6 Esslöffeln des Zuckers zu kleinen Streuseln verarbeiten. Auch diese in den Kühlschrank geben und kalt werden lassen.

IV. In der Zwischenzeit die Äpfel mithilfe eines Sparschälers schälen, vierteln und dabei das Kerngehäuse herausschneiden. Die Äpfel dann in relativ dünne Scheiben schneiden.

V. Die Tarteform mit Margarine einfetten und mit Mehl bestäuben, den erkalteten Teig aus dem Kühlschrank nehmen und in die Tarteform geben. Den Teig ausrollen und einen Rand von rund 5 Zentimetern Höhe formen. Den Teigboden dann mehrmals mit einer Gabel einstechen.

VI. Auf dem Teig die geschnittenen Apfelscheiben verteilen. Dann das Apfelmus in einen Topf geben und einen Moment lang erhitzen, das warme Apfelmus dann über den Apfelscheiben verstreichen und die Zimtstreusel über die Tarte streuen.

VII. Abschließend die Apfeltarte für etwa 40 Minuten auf 200°C bei Ober-/Unterhitze backen.

Bananen Fritters jamaikanischer Art

Bananen Fritters sind ein leckeres, jamaikanisches Gebäck.

Schwierigkeitsgrad: leicht
Portionen: 2
Zubereitungsdauer: 20 Minuten
Koch-/Backzeit: 10 Minuten

Zutaten

40 g	Zucker
125 g	Mehl
20 ml	Kokosmilch
½ Päckchen	Backpulver
½ Päckchen	Vanillezucker
	Puderzucker

Zubereitung

I. Die Bananen zunächst einmal schälen und dann kleinschneiden. Die Bananenstücke dann in eine Schüssel geben und zu einer breiartigen Konsistenz stampfen.

II. Den Bananenbrei dann mit dem Backpulver, dem Mehl und dem Vanillezucker vermengen und den Zucker ebenfalls unterrühren.

III. Die Kokosmilch mit in die Schüssel geben und aus dem Schüsselinhalt einen relativ flüssigen Teig herstellen.

IV. Öl in eine Pfanne geben und auf Temperatur bringen. Darin dann den Bananenteig mit einem Suppenlöffel nacheinander in das heiße Öl geben. Die Bananenkleckse dann auf mittlerer Hitze unter mehrmaligem Wenden braten bis sie eine goldbraune Färbung annehmen.

V. Die Bananen Fritters dann aus der Pfanne nehmen und auf einem Stück Küchenpapier ausbreiten, sodass das überschüssige Fett abtropfen kann.

VI. Zum Servieren dann Puderzucker über die Fritters stäuben.

Buchteln

Dieses leckere Dessert wird mit den frischen Früchten zu einem sommerlichen Geschmackserlebnis – im Winter lassen sie sich auch super zu Pflaumen und Zimt essen.

Schwierigkeitsgrad: leicht
Portionen: 2
Zubereitungsdauer: 10 Minuten
Ruhezeit: 120 Minuten

Zutaten

Buchteln:

15 g	Frischhefe
35 g	Puderzucker
35 g	Margarine
250 g	Mehl
125 ml	Milch, vegan oder Haferdrink
¼ Teelöffel	Vanille, gemahlen
1 Prise	Salz
½	Zitrone

Kompott:

250 g	Erdbeeren
1 Esslöffel	Stärkemehl zum Beispiel Maisstärke
1 Esslöffel	Zitronensaft
2 Esslöffel	Kokosblütenzucker (alternativ brauner Zucker)
2 Esslöffel	Wasser
1 Päckchen	Vanillezucker
2 Stangen	Rhabarber

Zubereitung

I. Erst einmal die Milch in einen Topf geben und erwärmen bis sie lauwarm ist. In die lauwarme Milch dann die Trockenhefe in kleinen Stückchen geben und sie mithilfe eines Schneebesens auflösen.

II. In einer Schüssel dann das Mehl mit dem Puderzucker vermischen, dazu dann die übrigen Teigzutaten geben. Das Ganze dann für rund 5 Minuten zu einem Teig mit einer geschmeidigen Konsistenz verarbeiten. Diesen mit einem sauberen Geschirrtuch abdecken und an einem warmen Ort für circa 30 bis 60 Minuten aufgehen lassen.

III. Derweil 20 Gramm Margarine in der Mikrowelle schmelzen und in einer ofenfesten Form verstreichen. Den Teig in 4 gleich große Portionen aufteilen und diese jeweils rund formen, die Enden dabei ein wenig nach unten zusammendrücken.

IV. Die Portionen mit der zusammengedrückten Seite nach unten zeigend in die Form geben und mit der geschmolzenen Margarine bestreichen, mit einem sauberen Geschirrtuch abdecken und an einem warmen Ort für weitere 20 Minuten aufgehen lassen.

V. Derweil den Backofen auf 170°C Ober-/Unterhitze vorheizen. Die aufgegangenen Buchteln dann auf der zweiten Schiene von unten in den vorgeheizten Ofen geben und für etwa 25 bis 30 Minuten backen.

VI. In der Zwischenzeit den Kompott zubereiten – dafür die Erdbeeren und den Rhabarber unter fließendem lauwarmen Wasser abspülen und in kleine Stücke schneiden. Die Enden des Rhabarbers dabei abschneiden.

VII. Die Fruchtstücke in einer Pfanne zusammen mit den übrigen Zutaten – ausgenommen der Stärke – auf mittlerer Hitze rund 20 Minuten lang unter gelegentlichem Umrühren köcheln lassen.

VIII. Sobald der Kompott für 20 Minuten in der Pfanne war, diesen mit ½ Esslöffel Stärke binden falls der Kompott eine zu dünnflüssige Konsistenz haben sollte. Die Stärke, die unter Umständen eingerührt werden muss, mithilfe eines Schneebesens einarbeiten und noch einmal kurz aufkochen lassen.

IX. Zum Servieren die Buchteln mit Puderzucker bestreuen und den Kompott mit anrichten.

Buttercreme Muffins

Eine schnell zubereitete Nachspeise, die alle Sinne bereut – Muffins mit Buttercreme und die sogar völlig vegan.

Schwierigkeitsgrad: mittel
Portionen: 12 Muffins
Zubereitungsdauer: 30 Minuten
Koch-/Backzeit: 20 Minuten

Zutaten

200 g	Margarine, vegan
300 g	Zucker
360 g	Weizenmehl (Typ 550 oder 405)
660 g	Puderzucker
170 ml	Sonnenblumenöl
500 ml	Sojajoghurt (Joghurtalternative)
½ Teelöffel	Vanilleextrakt
1 Teelöffel	Natron (Natriumbicarbonat)
1 Teelöffel	Salz
1 ½ Teelöffel	Vanilleextrakt
1 ½ Teelöffel	Weinsteinbackpulver
2 Teelöffel	Apfelessig
	Wasser

Zubereitung

I. Damit beginnen den Sojajoghurt in eine Schüssel zu geben und diesen dann mit dem Apfelessig zu vermischen – dann vorerst beiseite stellen.

II. In einer separaten Schüssel dann das Sonnenblumenöl mit dem Zucker und dem Vanilleextrakt vermengen. Dieser Mischung dann die Sojajoghurt-Apfelessig-Mischung beimengen und zu einer glatten Masse verrühren.

III. Aus dem Schüsselinhalt einen Teig bereiten indem das Mehl zusammen mit dem Backpulver, dem Natron und dem Salz untergemischt werden.

IV. Den Teig dann in Muffinförmchen füllen und für 20 bis 22 Minuten bei 170°C Umluft backen. Danach mit einem Zahnstocher in den Teig stechen um zu testen, ob er gar ist – sollte am Zahnstocher kein Teig mehr kleben bleiben so können die Muffins aus dem Ofen genommen werden.

V. Derweil die Margarine mit einem Mixer für circa 5 Minuten zu einer luftigen Creme aufschlagen. Der aufgeschlagenen Margarine dann den Puderzucker nach und nach untermischen sowie das Vanilleextrakt hinzugeben.

VI. Der Buttercreme etwa 1 bis 2 Teelöffel kaltes Wasser untermischen bis eine einheitliche Konsistenz entsteht.

VII. Sobald die Muffins abgekühlt sind die Buttercreme mit einem Löffel oder einem Spritzbeutel auf ihnen verteilen und die Muffins abschließend mit essbarer Dekoration wie bunten Perlen oder Schokolade garnieren.

Cheesecake - Muffins

Cheesecake schmeckt nicht nur als richtiger Kuchen lecker sondern besonders auch in Form kleiner Muffins, die sich optimal mitnehmen und so auch unterwegs essen lassen.

Schwierigkeitsgrad: mittel
Portionen: 12 Muffins
Zubereitungsdauer: 30 Minuten
Koch-/Backzeit: 25 Minuten

Zutaten

Teig (Schokoladenteig):

60 g	Kakaopulver
120 g	Rohrzucker
170 g	Mehl
50 ml	Rapsöl
220 ml	Sojamilch (Sojadrink)
½ Päckchen	Vanillezucker
1 Päckchen	Backpulver
etwas	Natron

Teig (Cheesecake-Teig):

45 g	Margarine, vegan
60 g	Rohrzucker
250 g	Sojajoghurt (Joghurtalternative)
3 Esslöffel	Sojamehl
5 Esslöffel	Sojamilch (Sojadrink)
½ Päckchen	Puddingpulver (Vanille)

Zubereitung

I. Zu Beginn den Schokoteig herstellen – für diesen das Mehl zusammen mit dem Backpulver, dem Kakao, dem Natron und dem Zucker ordentlich miteinander vermischen. Der trockenen Teigmischung dann die Sojamilch sowie das Öl unterrühren bis sich eine dickflüssige Konsistenz ergibt.

II. Anschließend den Cheesecake-Teig herstellen. Dafür das Vanillepuddingpulver mit dem Sojamehl sowie der Sojamilch in einer Schüssel verrühren bis eine zähflüssige Masse entsteht. Eventuell entstandene Klumpen mit mehr Milch vermengen und glatt rühren bevor alle übrigen Zutaten mit dem Schüsselinhalt zu einem homogenen Teig verarbeitet werden.

III. Den Backofen auf 180°C Umluft vorheizen.

IV. Derweil die Muffinförmchen füllen, indem zunächst 2 Esslöffel Schokoladenteig hineingegeben, darauf dann 2 Esslöffel des Cheesecake-Teigs verteilt und mit einer dritten Schicht aus 2 Esslöffeln Schokoteig abgeschlossen wird.

V. Die Muffinförmchen dann auf mittlerer Schiene für 25 Minuten backen.

Cupcakes mit Piña Colada Geschmack

Fruchtig leckere Cupcakes mit einem Topping, welches an den Sommer erinnert – warme Tage am Strand mit einem leckeren Cocktail in der Hand, nur in diesem Fall in Form eines Cupcakes.

Schwierigkeitsgrad: mittel
Portionen: 12 Cupcakes
Zubereitungsdauer: 45 Minuten
Koch-/Backzeit: 35 Minuten

Zutaten

Teig:

30 g	Speisestärke
100 g	Zucker
130 g	Margarine, weich
150 g	Mehl
200 g	Ananas
2 Teelöffel	Backpulver
1 Esslöffel	Rum
3 Esslöffel	Bananenpüree
1 Prise	Vanillepulver
	Kokosmilch

Frosting:

30 g	Maisstärke
30 g	Puderzucker
100 g	Margarine, weich
150 g	Frischkäse, vegan
250 ml	Kokosmilch
1 Esslöffel	Zucker
3 Esslöffel	Kokossirup
2 Päckchen	Sahnesteif
	Kokosraspeln

Zubereitung

I. Als erstes den Backofen auf 175°C Umluft vorheizen und eine Backform für Muffins mit Papierförmchen auslegen.

II. Dann den Teig vorbereiten, indem zunächst die Ananas klein gewürfelt wird – die übrig bleibende Ananas kann zur Dekoration später beiseite gestellt werden.

III. Die Margarine zusammen mit dem Vanillepulver und dem Zucker in eine Schüssel geben und mithilfe eines Mixers schaumig schlagen. Das Bananenpüree unter Rühren nach und nach in die Schüssel hinzugeben.

IV. Das Backpulver, Mehl und die Speisestärke miteinander vermischen und zum Schüsselinhalt hinzugeben, gründlich unterrühren und dann mit etwas Kokosmilch vermischen und nach Geschmack noch den Rum hinzugeben. Der Teig sollte dabei weder zu fest noch zu flüssig werden. Dann die Ananaswürfel unterheben und den Teig auf die vorbereiteten Muffinförmchen verteilen. Das Ganze für rund 35 Minuten auf mittlerer Schiene backen, danach aus dem Ofen nehmen und auskühlen lassen.

V. Unterdessen das Topping zubereiten. Dafür 50 Milliliter der Kokosmilch zusammen mit 1 Esslöffel Kokossirup, 1 Esslöffel Zucker sowie der Maisstärke verrühren bis sich eine glatte Konsistenz ergibt.

VI. Die restlichen 200 Milliliter der Kokosmilch in einen Topf geben und auf mittlerer Hitze aufkochen. Die Stärkemischung dann in die aufgekochte Kokosmilch einrühren, noch einmal kurz aufkochen lassen, dann vom Herd ziehen und auskühlen lassen.

VII. Sobald die puddingartige Masse ausgekühlt ist diese mit dem Sahnesteif aufschlagen und 2 Esslöffel Kokossirup sowie den Puderzucker einrühren. Dann die Margarine hinzugeben und noch einmal alles gründlich aufschlagen bevor der vegane Frischkäse untergehoben wird.

VIII. Das Topping zum Schluss auf den ausgekühlten Muffins verteilen und mit Kokosraspeln bestreuen. Als Dekoration die beiseite gestellten Ananaswürfel auf den Cupcakes verteilen und ein Papierschirmchen wie einen Strandschirm schräg im Topping platzieren.

Donauwelle

Schokolade trifft auf eine Buttercreme und Kirschen – geschmackliche Abwechslung und Harmonie lassen diesen Kuchen zu einem saftigen Geschmackserlebnis werden.

Schwierigkeitsgrad: mittel
Portionen: 16 – 20 Stücke
Zubereitungsdauer: 45 Minuten
Ruhezeit: 4 Stunden

Zutaten

200 g	Kuvertüre, zartbitter
360 g	Zucker
400 g	Mehl
550 g	Margarine, vegan
1 kg	Sojajoghurt
650 ml	Sojamilch (Sojadrink)
4 Esslöffel	Sojamilch (Sojadrink)
3 Päckchen	Puddingpulver (Vanille)
2 Gläser	Kirschen (Schattenmorellen)
1 Prise	Salz
½	Hefewürfel

Zubereitung

I. Damit beginnen ein Päckchen Vanillepuddingpulver zusammen mit 400 Millilitern Sojamilch in einem Topf aufkochen und die auf der Verpackung angegebene Menge Zucker unterrühren. 125 Gramm Butter zerlassen und unter die Puddingmischung mengen. Die Mischung zum Auskühlen beiseite stellen – da dies einige Stunden dauern kann, unbedingt rechtzeitig mit der Zubereitung beginnen.

II. Im nächsten Schritt den Hefeteig zubereiten – dafür den Hefewürfel in warme Sojamilch geben und auflösen lassen. Sobald dies der Fall ist, das Mehl hinzugeben und ordentlich miteinander verkneten. 50 Gramm Margarine zerlassen und zusammen mit 120 Gramm Zucker ebenfalls untermengen – den entstandenen Teig dann mit einem sauberen Geschirrtuch abdecken und an einem warmen Ort für etwa 30 bis 45 Minuten aufgehen lassen.

III. Anschließend die Quarkmasse aus dem Sojajoghurt zusammen mit 240 Gramm Zucker und 250 Gramm geschmolzener Margarine herstellen. Puddingpulver mit 4 Esslöffeln Sojamilch anrühren und zusammen mit 1 Prise Salz zu den restlichen Zutaten für die Quarkmasse geben.

IV. Nach der Gehzeit des Hefeteiges diesen auf ein mit Backpapier belegtes Backblech geben und mit einem Nudelholz ausrollen. Darauf dann die Quarkmasse verteilen und die Schattenmorellen abtropfen lassen. Diese dann ebenfalls auf dem Teig verteilen und das Ganze für etwa 30 Minuten auf 160°C Umluft backen. Im Anschluss vollständig auskühlen lassen.

V. Die in Schritt 1 hergestellte Creme gründlich aufschlagen und auf dem Teig verteilen sobald dieser restlos abgekühlt ist.

VI. Im Anschluss die Kuvertüre in einem Wasserbad schmelzen und dann ein wenig abkühlen lassen. Die abgekühlte Kuvertüre über dem gesamten Kuchen verteilen und vor dem Servieren im Kühlschrank erkalten lassen damit auch die Kuvertüre wieder hart wird und der Kuchen sich mit der Creme und den Kirschen vollsaugen kann um die saftige Konsistenz zu entwickeln.

Himbeer-Kuchen mit Jostabeeren

Ein fruchtig erfrischender Kuchen mit essbaren Blüten, der besonders im Sommer bei jedem gut ankommt.

Schwierigkeitsgrad: mittel
Portionen: 1-eckige Springform
Zubereitungsdauer: 30 Minuten
Koch-/Backzeit: 40 Minuten

Zutaten

Teig:

100 g	Kichererbsenmehl
100 g	Jostabeeren oder Stachelbeeren
150 g	Himbeeren
190 g	Puderzucker
200 g	Weizenmehl (Typ 550)
45 ml	Rapsöl
80 ml	Sojamilch
1 Teelöffel	Natron
1 Teelöffel	Vanille, gemahlen
2 Teelöffel	Backpulver
2 Teelöffel	Apfelessig
1 Prise	Salz

Creme:

40 g	Maisstärke
40 g	Puderzucker
150 g	Margarine, weich
250 ml	Himbeersaft
½ Teelöffel	Vanille, gemahlen
	essbare Blüten für die Garnitur wie weiße und rosafarbene Margeriten

Zubereitung

I. Als erstes den Backofen auf 180°C Umluft vorheizen und eine eckige Springform mit einem Stück Papier auslegen.

II. Dann den Teig zubereiten, dafür zunächst das Rapsöl in eine Schüssel geben und mit 150 Millilitern Wasser vermischen. Mithilfe eines Mixers dann das Kichererbsenmehl in die flüssige Mischung einrühren, anschließend auf der höchsten Stufe auch den Puderzucker unterrühren.

III. In einer anderen Schüssel dann das Backpulver mit dem Natron, dem Salz, der Vanille und dem Weizenmehl verrühren und schrittweise jeweils einen Esslöffel der trockenen Teigmischung mit dem in Schritt 2 entstandenen Teig vermengen bis sich eine glatte Masse ergibt.

IV. Anschließend den Apfelessig und die Sojamilch miteinander verrühren und für circa 5 Minuten stocken lassen bevor die Mischung ein weiteres Mal gründlich durchgerührt wird. Diese dann mithilfe eines Löffels dem übrigen Teig unterziehen, dann in die Springform füllen und mit einem Teigschaber glatt verstreichen.

V. Die Jostabeeren und Himbeeren unter lauwarmen fließendem Wasser abspülen, ein wenig trocknen und auf dem Teig in der Springform verteilen – dabei die Beeren ein wenig in den Teig hineindrücken. Die Springform dann für etwa 40 Minuten auf der mittleren Schiene in den Backofen geben und zum Schluss mit einer Stäbchenprobe testen, ob der Teig durch ist. Dafür mithilfe eines Zahnstochers in den Teig einstechen, bleibt dabei kein Teig mehr am Zahnstocher haften, so kann der Teig aus dem Ofen genommen werden und zum vollständigen Auskühlen auf ein Kuchenrost geben.

VI. Derweil die Creme zubereiten indem die Maisstärke zusammen mit der Vanille in einen Topf gegeben und miteinander verrührt wird. Dazu dann den Himbeersaft geben und alles miteinander zu einer glatten Creme verarbeiten und auf mittlerer Hitze aufkochen während die Creme permanent durchgerührt wird. Sobald die Creme beginnt einzudicken kann der Topf vom Herd gezogen und die Creme unter Rühren abkühlen gelassen werden.

VII. In einer anderen Schüssel dann die Margarine mithilfe eines Mixers aufschlagen bis die Margarine schaumig wird. Den Puderzucker durch ein Sieb darüber streuen und auf der mittleren Stufe des Mixers einarbeiten.

VIII. Mit einem Esslöffel dann nach und nach die Himbeer-Vanillecreme unter die aufgeschlagene Margarine heben bis alles miteinander vermengt ist und dann zu einer glatten Konsistenz verarbeiten. Die Creme dann gleichmäßig auf dem Kuchen verteilen und abschließend mit essbaren Blüten garnieren.

Kaffeecreme (Low Carb)

Für viele gehört der Kaffee schlichtweg zum Tag, doch den Kaffee immer nur zu Trinken ist lange nicht so begeisternd, wie den Kaffee in Form einer herzhaften Creme zum Nachtisch zu löffeln.

Schwierigkeitsgrad: mittel
Portionen: 2
Zubereitungsdauer: 20 Minuten
Ruhezeit: 120 Minuten

Zutaten

45 g	Streusüße mit Stevia
300 g	Sojaquark, ungesüßt
1 Teelöffel	Vanillemark
2 Teelöffel	Zimtpulver
3 Esslöffel	Kaffeepulver, instant
4 Esslöffel	Sojamilch
1 Messerspitze	Kardamompulver
1 Messerspitze	Nelkenpulver
	Kakaopulver, ungesüßt
	Sojasahne

Zubereitung

I. Als erstes das Kaffeepulver mit der Sojamilch und der Streusüße vermischen, in einen Topf geben und auf mittlerer Hitze solange erwärmen bis das Kaffeepulver sich vollständig aufgelöst hat.

II. Die Mischung aus dem Topf dann in eine Schüssel umfüllen und mit dem Sojajoghurt vermengen und solange ordentlich rühren bis sich eine einheitliche Masse ergibt.

III. Nach und nach den Zimt, das Vanillemark sowie das Kardamom- und Nelkenpulver mit dem restlichen Schüsselinhalt vermischen und immer wieder einmal abschmecken.

IV. Die Creme auf Gläser verteilen und diese für mindestens 2 Stunden in den Kühlschrank stellen und erkalten lassen.

V. Beim Servieren die Kaffeecreme mit der Sojasahne und dem Kakaopulver garnieren.

Khanom Kluay

Leckere kleine Bananen-Kokosnuss-Kuchen aus der thailändischen Küche warten darauf, Urlaubsgefühle erwecken zu dürfen.

Schwierigkeitsgrad: leicht
Portionen: 2
Zubereitungsdauer: 30 Minuten

Zutaten

30 g	Reismehl
40 g	Zucker
100 g	Kokosraspeln
175 g	Bananen
60 ml	Kokosmilch
½ Prise	Salz
	Bananenblätter
	Zahnstocher

Zubereitung

I. Zu Beginn erst einmal den Backofen auf 150°C Umluft vorheizen.

II. Derweil die Bananen zunächst schälen und gemeinsam mit den anderen Zutaten – abgesehen von einer kleinen Menge Kokosraspeln – in eine Schüssel geben und mit dem Pürierstab zu einem Teig mit einer relativ festen Konsistenz verarbeiten. Alternativ können die Zutaten auch in einem Mixer verarbeitet werden.

III. Ein Backblech mit Backpapier auslegen und den entstandenen Teig darauf oder alternativ in einer Kuchenform für rund 20 Minuten im vorgeheizten Ofen backen.

IV. Unterdessen die Tütchen aus den Bananenblättern vorbereiten. Dafür die Bananenblätter in Quadrate mit einer Größe von etwa 10 x 10 Zentimetern teilen, tütenartig einrollen und mithilfe eines Zahnstochers fixieren um ein Auseinanderrollen zu vermeiden.

V. Den Teig nach 20 Minuten aus dem Ofen nehmen und in den Bananentütchen verteilen, darauf zum Schluss die Kokosraspeln verteilen.

Kulleraugenkekse

Leckere Biskuitkekse mit fruchtiger Marmelade gefüllt, schnell zubereitet aus lediglich fünf Zutaten – einfach nur ein geschmackliches Highlight!

Schwierigkeitsgrad: mittel
Portionen: 2
Zubereitungsdauer: 30 Minuten
Koch-/Backzeit: 15 Minuten

Zutaten

120 g	Zucker
230 g	Margarine, vegan
320 g	Mehl
2 Esslöffel	Sojamehl (alternativ Ei-Ersatz Pulver)
	Marmelade, rot

Zubereitung

I. Für die Herstellung des Teiges das Sojamehl erst einmal mit 2 Esslöffeln Wasser vermengen.

II. Die Sojamehl-Wassermischung zusammen mit der Margarine und dem Zucker in eine Schüssel geben und ordentlich miteinander verkneten bis sich eine homogene Teigmasse ergibt.

III. Den Teig in Portionen mit der Größe einer Kirsche teilen und jeweils zu Kugeln formen.

IV. Ein Backblech mit einem Backpapier auslegen und auf diesem die Teigkugeln verteilen. Den Daumen dann mit Mehl bestäuben und in die Teigkugeln kleine Mulden hineindrücken.

V. Die Teigmulden mit der Marmelade füllen und für 10 bis 15 Minuten auf 180°C Umluft backen bis die Teigkugeln eine goldbraune Färbung annehmen.

Mai Thai Torte

Eine erfrischende, sommerliche Torte, die durch frische Früchte, Säfte und einen Schuss Alkohol besticht.

Schwierigkeitsgrad: leicht
Portionen: 16 Tortenstücke
Zubereitungsdauer: 90 Minuten

Zutaten

75 g	Mehl
125 g	Margarine, vegan
150 g	Zucker
250 g	Kokossahne
175 ml	Orangensaft
200 ml	Ananassaft
1 Teelöffel	Agar-Agar
1 Teelöffel	Backpulver
5 Teelöffel	Johannisbrotkernmehl
2 Esslöffel	Amaretto (Mandellikör)
2 Esslöffel	Kokosraspeln
2 Esslöffel	Pistazien, gemahlen
2 Esslöffel	Triple Sec Curaçao
2 Esslöffel	weißer Rum
1	Limette, unbehandelt
	Ananas
	Cocktailkirschen
	Minze

Zubereitung

I. Zunächst den Backofen auf 175°C Umluft vorheizen.

II. Die Limette unter heißem Wasser abwaschen und mit einem Küchentuch trocken tupfen. Die Schale dann mithilfe eines Hobels abreiben.

III. Die Margarine in einer Schüssel mithilfe eines Mixers auf der höchsten Stufe durchrühren bis sich eine weißschaumige Konsistenz ergibt. Weiterrühren und dabei 100 Gramm des Zuckers langsam mit in den Schaum rieseln lassen. Nach und nach 2 Teelöffel des Johannisbrotkernmehls mit in die Creme rühren.

IV. Das Backpulver mit dem Mehl und der Speisestärke vermischen und gut mit dem Schüsselinhalt verrühren. Danach auch die Limettenschale sowie 1 Esslöffel des Rums unterrühren.

V. Eine Springform mit einem Durchmesser von 26 Zentimetern mit Backpapier auslegen und die Biskuitmasse aus der Schüssel in die Springform gießen und mithilfe eines Teigschabers glatt streichen. Den Teig dann in den vorgeheizten Ofen geben und für etwa 20 bis 25 Minuten backen – den Teig danach auf einem Kuchenrost erkalten lassen.

VII. Derweil den Ananassaft und den Orangensaft in einen Topf geben und auf mittlerer Hitze aufwärmen. In die erhitzte Saftmischung dann die übrigen 50 Gramm des Zuckers einrühren und den Rest des Rums, den Amaretto sowie den Triple Sec Curaçao untermischen, den Topf vom Herd ziehen und ein wenig auskühlen lassen.

VIII. Dem abgekühlten Topfinhalt dann das Agar-Agar sowie das restliche Johannisbrotkernmehl beifügen und alles miteinander kurz aufschlagen. Im Anschluss dann für etwa 15 bis 20 Minuten in den Kühlschrank geben und kalt werden lassen, hin und wieder einmal umrühren.

IX. In der Zwischenzeit die Kokossahne steif schlagen. Die Kokossahne dann sobald die flüssige Masse im Kühlschrank beginnt anzuziehen, dieser mit einem Schneebesen unterziehen.

X. Dann einen Tortenring um den ausgekühlten Biskuitboden legen, die Creme auf diesem verteilen und mit einem Teigschaber glatt streichen. Die Torte dann für mindestens 3 Stunden in den Kühlschrank stellen.

XI. Die Kokosraspeln mit den Pistazien mischen und nach den 3 Stunden an den Tortenrand drücken. Abschließend die Torte mit der Ananas, den Cocktailkirschen, Limettenscheiben, Minze und Papierschirmchen garnieren.

Mousse au Chocolat

Mousse au Chocolat ist für gewöhnlich nur als nicht vegane Variante bekannt – doch auch Veganer müssen nicht auf diesen leckeren Dessertgenuss verzichten. Vollkommen ohne Tofu zubereitet wird diese Nachspeise zu einem schokoladigen Highlight.

Schwierigkeitsgrad: mittel
Portionen: 2
Zubereitungsdauer: 20 Minuten
Ruhezeit: 150 Minuten

Zutaten

150 g	Schokolade, 60-80% Kakaoanteil, vegan
170 ml	Sojasahne, gekühlt
1 ½ Esslöffel	Wasser
1 ½ Esslöffel	Zucker
½ Päckchen	Sahnesteif
½	Banane, reif

Zubereitung

I. Als erstes die Schokolade in grobe Stücke zerbrechen und in einem Wasserbad oder kleinen Topf auf niedriger Hitze unter permanentem Rühren zum Schmelzen bringen. Sollte die Schokolade im geschmolzenen Zustand zu dickflüssig sein, so kann ein wenig Wasser hinzugegeben werden.

II. Die Banane mithilfe einer Gabel zu Bananenbrei verarbeiten und diesen unter die Schokolade mischen und vom Herd ziehen.

III. Dann die Sojasahne in eine Schüssel geben und zusammen mit dem Sahnesteif und dem Zucker aufschlagen bis sich eine steife Konsistenz entwickelt. Die aufgeschlagene Sojasahne dann unter die Schokolade heben.

IV. Nach Geschmack noch ein wenig mehr Zucker hinzugeben, dann auf Schüsseln verteilen und diese für circa 2 bis 3 Stunden im Kühlschrank erkalten lassen bevor das Mousse au Chocolat serviert wird.

Oreo-Cupcakes

Ein köstliches Dessert sind diese Cupcakes mit einem cremigen Frosting aus Oreo-Creme.

Schwierigkeitsgrad: mittel
Portionen: 12 – 16 Cupcakes
Zubereitungsdauer: 45 Minuten
Koch-/Backzeit: 15 Minuten

Zutaten

Frosting:

20 g	Zucker
125 g	Margarine, vegan
250 ml	Sojamilch (Sojadrink) mit Vanillearoma
½ Beutel	Puddingpulver, Vanille
2 Päckchen	Kekse (Oreo)

Teig:

150 g	Weizenmehl
190 g	Zucker
200 ml	Sojamilch (Sojadrink)
200 ml	Sonnenblumenöl
¼ Teelöffel	Salz
2 Teelöffel	Backpulver

Zubereitung

I. Zunächst das Frosting herstellen – dafür 200 Milliliter der Milch in einen Topf geben und auf mittlerer Hitze aufkochen – dabei auf dem Topfboden 20 Gramm Zucker verteilen um zu vermeiden, dass die Milch anbrennt.

II. Die restlichen 50 Milliliter der Milch mit dem Vanillepuddingpulver mithilfe einer Gabel klümpchenfrei verrühren. Die Mischung dann unter die kochende Milch rühren und auskühlen lassen.

III. Sobald der Vanillepudding ausgekühlt ist, diesen mithilfe eines Mixers rühren während die zimmerwarme Margarine Stück für Stück untergemengt wird. Solange rühren bis sich eine vollständig homogene Masse entwickelt und dieser dann 5 Oreo-Kekse zerbröselt unterheben.

IV. Das Frosting in den Kühlschrank stellen und vollständig erkalten lassen.

V. Derweil den Backofen auf 180°C Umluft vorheizen.

VI. Dann den Teig herstellen, indem alle dafür vorgesehenen Zutaten in einer Schüssel miteinander vermengt werden. Der Teigmasse dann 10 grob zerbröselte Oreo-Kekse unterheben und in Muffinförmchen umfüllen. Dabei jeweils immer nur ⅓ der Förmchen füllen – diese dann für etwa 15 Minuten in den vorgeheizten Backofen geben und mittels einer Stäbchenprobe testen, ob sie fertig sind. Dafür einen Zahnstocher in die Mitte eines Cupcakes stechen – bleibt kein Teig am Zahnstocher haften, so sind die Cupcakes fertig gebacken.

VII. Die Muffins dann auf einem Kuchenrost vollständig auskühlen lassen. Sobald dies der Fall ist, das Frosting aus dem Kühlschrank nehmen, in einen Spritzbeutel umfüllen und jeweils auf die Muffins geben.

Pralinen mit Mandeln und Schokolade (Low Carb)

Ein leckeres schokoladiges Dessert, was auch gerne einmal zwischendurch genascht wird – Schokopralinen gefüllt mit einer knackigen Mandel und umhüllt von leckeren Kokosflocken.

Schwierigkeitsgrad: leicht
Portionen: 2
Zubereitungsdauer: 10 Minuten
Ruhezeit: 120 Minuten

Zutaten

200 g	Mandeln, gemahlen
1 Teelöffel	Vanille, gemahlen
1 Esslöffel	Kakao, ungesüßt
2 Esslöffel	Erdnuss- oder Mandelmus
2 Esslöffel	Kokosöl
2 Esslöffel	Stevia oder Süßungsmittel
	Kokosraspeln oder Kakao

Zubereitung

I. In einem Wasserbad oder alternativ in der Mikrowelle das Kokosöl zerlassen. In das zerlasse Kokosöl dann den Kakao rühren.

II. In einer Schüssel dann die Mischung sowie die Mandeln, den Stevia und die Vanille geben, alles gut miteinander vermengen und unter Umständen ein wenig Wasser hinzugeben um die Masse flüssiger werden zu lassen.

III. Aus der entstandenen Teigmasse kleine Kugeln formen, welche dann in den Kokosraspeln oder dem Kakao umhergewälzt und dann für mindestens 2 Stunden im Kühlschrank kalt gestellt werden.

Schwarzwälder Kirsch Cupcakes

Saftige Schokoladenmuffins gefüllt mit Kirschen treffen auf ein Buttercremefrosting – saftig trifft auf cremig – einfach lecker!

Schwierigkeitsgrad: mittel
Portionen: 12 Cupcakes
Zubereitungsdauer: 40 Minuten
Koch-/Backzeit: 25 Minuten

Zutaten

Teig:

40 g	Kakaopulver, ungesüßt
130 g	Zucker
150 g	Mehl
80 ml	Rapsöl
240 ml	Sojamilch (Sojadrink)
½ Teelöffel	Natron
½ Teelöffel	Salz
¾ Teelöffel	Backpulver
1 Teelöffel	Apfelessig
1 Päckchen	Vanillezucker
etwas	Bittermandelaroma

Füllung:

20 g	Speisestärke
1 Päckchen	Vanillezucker
1 Glas	Kirschen
4 Schuss	Kirschwasser

Creme (Buttercreme):

50 g	Butter, vegan
150 g	Puderzucker
1 Esslöffel	Rapsöl
2 Esslöffel	Sojamilch (Sojadrink)
1 Päckchen	Vanillezucker
4 Schuss	Kirschwasser

Außerdem:

nach Belieben	Schokoladenstreusel

Zubereitung

I. Zunächst den Teig zubereiten – dafür alle dafür vorgesehenen Zutaten mithilfe eines Mixers verrühren. Sollte der Teig dabei zu dickflüssig werden ein wenig Sojamilch nachgießen und noch einmal ordentlich unterrühren. Den Teig dann auf Muffinförmchen verteilen und für etwa 22 bis 25 Minuten auf 180°C Umluft im Backofen backen.

II. Derweil die Füllung der Cupcakes vorbereiten indem zunächst zwölf Kirschen für die Garnitur später beiseitegelegt werden und der Rest abtropfen gelassen wird. Dabei ist es wichtig, den Kirschsaft aufzufangen. 50 Milliliter davon dann zusammen mit der Speisestärke vermengen und den restlichen Kirschsaft in einen Topf geben. Diesen dann auf mittlerer Hitze aufkochen und dann die Speisestärke unterrühren, einen Moment köcheln lassen bevor der Topf vom Herd gezogen wird.

III. Dem Topfinhalt dann die Kirschen, mit Ausnahme der zwölf beiseitegelegten, untermengen und das Kirschwasser einrühren. Das Kirschwasser kann nach Geschmack natürlich auch weggelassen werden.

IV. Im Anschluss für die Buttercreme die Butter mit der Milch, dem Rapsöl und dem Vanillezucker mithilfe eines Mixers schaumig aufschlagen – dabei schrittweise den Puderzucker hineinrieseln lassen.

V. Die fertig gebackenen Muffins auf einem Kuchenrost auskühlen lassen. Diese anschließend mithilfe eines Löffels oder alternativ einem Messer in der Mitte ein wenig aushöhlen. Die entstehende Mulde dann mit der Kirschmasse aus dem zweiten Schritt füllen.

VI. Zum Abschluss die Buttercreme in einen Spritzbeutel umfüllen und das Frosting auf den Muffins verteilen. Für die Garnitur darauf dann noch die Schokostreusel darüber streuen und auf die Cremespitze jeweils eine Kirsche setzen.

Zupfkuchen

Dunkler Teig trifft auf helle Creme – der Leopardeneffekt ist vorprogrammiert. Ein veganer Zupfkuchen, der sicherlich jeden Geschmack trifft!

Schwierigkeitsgrad: leicht
Portionen: 12 Stücke
Zubereitungsdauer: 20 Minuten
Koch-/Backzeit: 45 Minuten
Ruhezeit: 90 Minuten

Zutaten

Teig:

40 g	Kakao, dunkler
100 g	Zucker
120 g	Margarine
200 g	Mehl
1 Päckchen	Backpulver
1 Päckchen	Vanillinzucker
ein wenig	Sojamilch (Sojadrink) oder Hafermilch

Creme:

70 g	Zucker
1 Becher	Sojajoghurt, Natur
1 Päckchen	Puddingpulver (Vanillegeschmack)
1 Päckchen	Vanillezucker
etwas	Zitronensaft

Zubereitung

I. Damit beginnen die Zutaten für den Teig ohne die Beigabe von Milch mithilfe eines Mixers mit Knethaken zu einem glatten Teig verarbeiten. Sollte die Konsistenz zu trocken sein, so noch ein wenig Flüssigkeit untermischen bis sich die richtige Konsistenz ergibt um die Springform mit dem Teig auskleiden zu können.

II. Ein wenig des Teigs abnehmen um daraus später Krümel herzustellen, den übrigen Teig in die Springform geben und fest andrücken – dabei auch einen kleinen Rand formen. Die Springform mit dem Teig anschließend im Kühlschrank erkalten lassen.

III. Sobald der Teig etwa 50 Minuten im Kühlschrank erkaltet ist, den Backofen auf 160°C Umluft vorheizen und die Creme herstellen. Dafür alle Zutaten der Creme zu einer homogenen Masse verarbeiten – diese dann in die Springform füllen.

IV. Den verbliebenen Teig zur Hand nehmen und daraus grobe Krümel zupfen. Die Krümel dann über der Creme verteilen und den Kuchen für rund 40 bis 45 Minuten im Backofen backen.

Aufstriche / Cremes / Dips

Apfel-Kürbis-Marmelade

Dieser Aufstrich stammt aus der asiatischen Küche und riecht genauso gut wie er schmeckt.

Schwierigkeitsgrad: mittel
Portionen: ~ 3 Gläser
Zubereitungsdauer: 20 Minuten

Zutaten

30 g	Pektin
50 g	geriebener Ingwer
800 g	Äpfel
1,2 kg	Hokkaido-Kürbis
2 kg	Gelierzucker
½ Teelöffel	Gewürznelken
½ Teelöffel	Piment
½ Teelöffel	Zimt
1	unbehandelte Orange

Zubereitung

I. Zuerst den Hokkaido-Kürbis vorbereiten – diesen gründlich waschen, entkernen und dann zusammen mit der Schale in kleine Stücke schneiden.

II. Im Anschluss die Äpfel abwaschen, schälen, das Kerngehäuse samt Kernen entfernen und ebenfalls in kleine Stücke schneiden.

III. Die Kürbis- und Apfelstücke in einen Topf geben und mit Wein für rund 20 Minuten köcheln lassen. Danach mit einem Pürierstab zu einer einheitlichen Masse pürieren.

IV. Anschließend die Schale der Orange abreiben und den Abrieb zusammen mit dem Gelierzucker und dem geriebenen Ingwer zum Püree in den Topf geben – dort alles noch einmal unter gelegentlichem Rühren für 10 Minuten aufkochen.

V. Eine kleine Menge der entstandenen Masse auf einen kalten Teller geben und eine Gelierprobe durchführen – da der Kürbis selbst jedoch im Normalfall eine recht sämige Konsistenz besitzt dürfte die Gelierprobe optimal ausfallen.

VI. Dann die Gewürze in die nicht mehr kochende Marmelade geben, unterrühren und in saubere Schraubgläser umfüllen.

VII. Die Gläser fest verschrauben und für etwa 5 Minuten kopfüber auf eine Arbeitsfläche stellen. Sobald die Gläser erkaltet sind, die fertige Marmelade in den Kühlschrank stellen.

Auberginen-Knoblauch-Creme (Low Carb)

Diese Creme ist nicht nur fein würzig, sondern darüber hinaus mit ihren Nährwerten gut geeignet um zu schlemmen ohne zuzunehmen.

Schwierigkeitsgrad: mittel
Portionen: 1 (~ 500 Gramm)
Zubereitungsdauer: 10 Minuten
Koch-/Backzeit: 30 Minuten

Zutaten

100 g	Frischkäse
1 Schuss	Olivenöl
1	Aubergine
1	rote Paprikaschote
1	rote Zwiebel
3	Knoblauchzehen
	Salz
	Pfeffer
	Kräuter

Zubereitung

I. Mit der Vorbereitung der Aubergine und Paprika beginnen – die Aubergine mehrfach einstechen, die Paprika halbieren. Beides anschließend für rund eine halbe Stunde im vorgeheizten Ofen bei 180°C auf einem Backblech backen – dabei die Schnittseite auf das Backpapier legen. Das Ganze solange im Ofen belassen bis die Schalen schwarze Stellen erhalten und faltig werden.

II. Die Chilischote von ihrem Stiel befreien, den Knoblauch und die Zwiebel schälen und alles zusammen mit dem Frischkäse in einem Mixer mischen. Anschließend Kräuter hinzufügen – allerdings noch nicht mitmischen.

III. Sobald sich die Aubergine und Paprika im Ofen beginnen schwarz zu färben, aus dem Ofen holen und häuten. Bei der Aubergine die Endstücke abschneiden und ihr Fruchtfleisch ebenfalls in den Mixer geben.

IV. Nun den Mixer noch einmal alles vermischen lassen – dabei sollte eine orangefarbene Masse mit einer cremigen Konsistenz entstehen.

V. Einen kleinen Schuss Olivenöl beimengen und mit Salz und Pfeffer verfeinern.

Achtung: Je nach der Beschaffenheit der Zutaten kann es zu einer nicht gewünschten Konsistenz führen – in dem Fall eine größere Menge Frischkäse hinzugeben und anschließend abkühlen lassen.
Für die längste Haltbarkeit im Ofen aufbewahren.

Brotaufstrich mit Möhren und Walnüssen

Ein gesunder Brotaufstrich, der durch die Walnüsse einen Crunsh-Effekt bekommt.

Schwierigkeitsgrad: leicht
Portionen: 2
Zubereitungsdauer: 25 Minuten

Zutaten

25 g	Walnüsse
50 g	Crème légère
200 g	Möhren
40 ml	Orangensaft
1 Esslöffel	Honig

Zubereitung

I. Damit beginnen, die Möhren mit einem Sparschäler zu schälen und mithilfe einer Reibe grob zu hobeln.

II. Die Walnüsse knacken und ihre Kerne grob zerhacken, im Anschluss in einer heißen Pfanne ohne Beigabe von Fett rösten, danach aus der Pfanne nehmen und zum Abkühlen erst einmal beiseitestellen.

III. Unterdessen die geriebenen Möhren zusammen mit dem Orangensaft in die Pfanne geben und dort für rund 6 bis 8 Minuten andünsten – auch diese Zutaten anschließend zum Abkühlen zur Seite stellen.

IV. Sobald die Walnüsse und die Orangensaft-Möhren abgekühlt sind 1 Esslöffel der Walnüsse zum Garnieren beiseitestellen – den Rest mit der Crème légère und dem Honig mit dem Pürierstab zu einer homogenen Paste pürieren.

V. Abschließend die beiseite gestellten Walnüsse über dem Aufstrich verteilen und beim Servieren noch mit einer kleinen Menge Honig garnieren.

Eiersalat

Dieser Eiersalat ist eine vegetarische Variante des Klassiker-Brotaufstriches Eiersalat mit Bacon. Gerade zur Osterzeit ist der Eiersalat der Begleiter eines kernigen Körnerbrotes.

Schwierigkeitsgrad: leicht
Portionen: 10
Zubereitungsdauer: 25 Minuten

Zutaten

50 g	Butter
1 Teelöffel	Senf
1 Esslöffel	Mayonnaise
1 Prise	Salz
1 Prise	Pfeffer
4	Eier
7	Essiggurken
2	Knoblauchzehen
2	Zwiebeln

Zubereitung

I. Zunächst die Eier in einem Kochtopf für etwa 7 Minuten hartkochen.

II. Die hartgekochten Eier abgießen, abschrecken und pellen. Anschließend werden die Eier, die Zwiebeln, die Essiggurken sowie der Knoblauch in kleine Stücke geschnitten.

III. Eier, Zwiebeln, Essiggurken und Knoblauch miteinander vermengen.

IV. Butter, Mayonnaise und Senf gut miteinander verrühren und zu der Eiermasse hinzugeben.

V. Alles kräftig vermengen.

VI. Zuletzt den Eiersalat nach Belieben mit Salz und Pfeffer würzen.

Erdnuss-Dip asiatischer Art

Gerade zu Gemüsesticks schmeckt der Erdnuss-Dip – aber ein bisschen erwärmt ergibt er auch die perfekte Sauce zu gebratenem Gemüse.

Schwierigkeitsgrad: leicht
Portionen: 2
Zubereitungsdauer: 10 Minuten

Zutaten

½ Teelöffel	Sambal Oelek
1 Esslöffel	Zitronensaft
1 ½ Esslöffel	Honig
2 ½ Esslöffel	Sojasauce
3-6 Esslöffel	Wasser
4 Esslöffel	Erdnussbutter
1 kleine	Knoblauchzehe

Zubereitung

I. Erdnussbutter, Honig, Sojasauce und Zitronensaft miteinander verrühren.

II. Die Knoblauchzehe häuten und fein hacken. Den gehackten Knoblauch zusammen mit dem Sambal Oelek zu der Erdnussbuttermischung hinzufügen und vermengen.

III. Abschließend immer wieder ein wenig Wasser zum Dip hinzurühren um die gewünschte Konsistenz zu erzielen.

Erfrischender Feta-Dip mit Zitrone (Low Carb)

Im Sommer ein leckerer, erfrischender Dip. Hervorragend auch geeignet zu Gemüse oder zu Fleischgerichten.

Schwierigkeitsgrad: leicht
Portionen: 2
Zubereitungsdauer: 10 Minuten

Zutaten

100 g	Feta
150 g	Griechischer Joghurt
⅓ Teelöffel	Salz
½ Teelöffel	Abrieb einer Bio-Zitrone
1 ½ Esslöffel	kaltgepresstes Olivenöl
½ Messerspitze	Pfeffer
1	Knoblauchzehe

Zubereitung

I. Zunächst den Feta in kleine Stückchen schneiden und diese mit dem griechischen Joghurt vermengen.

II. Die Schale einer Bio-Zitrone mithilfe eines Hobels fein abreiben und die Knoblauchzehe in fein hacken. Beides zur Feta-Joghurt-Mischung geben.

III. Das Olivenöl hinzufügen und alles miteinander vermischen.

IV. Zum Schluss mit Salz und Pfeffer würzen.

Frischkäsecreme mit Honig und Senf

Ob auf Brot oder zum Dippen – dieser Frischkäse harmoniert mit vielem und wird zum leckeren Geschmackserlebnis.

Schwierigkeitsgrad: leicht
Portionen: 2
Zubereitungsdauer: 10 Minuten

Zutaten

15 g	Honig
20 g	Senf
200 g	Frischkäse
1 Prise	Chili Pulver
1	Knoblauchzehe

Zubereitung

I. Die Knoblauchzehe zunächst schälen und fein hacken.

II. Den gehackten Knoblauch dann zusammen mit dem Chili-Pulver, dem Honig, dem Frischkäse und dem Senf in eine Schüssel geben und mithilfe eines Mixers ordentlich vermengen bis sich eine einheitliche Creme ergibt.

III. Die Frischkäsecreme bis zur Verwendung im Kühlschrank lagern und innerhalb weniger Tage verbrauchen.

Tipp: Am besten schmeckt die Frischkäsecreme zu Gemüsesticks und Crackern.

Fruchtiger Lemon Curd (Low Carb)

Besonders in der wärmeren Zeit des Jahres ist der fruchtige Lemon Curd ein leckerer und erfrischender Begleiter – ob auf Brot, im Quark, zu Müsli oder auf Kuchen.

Schwierigkeitsgrad: mittel
Portionen: 2
Zubereitungsdauer: 15 Minuten
Koch-/Backzeit: 10 Minuten

Zutaten

80 g	Butter
160 g	Erythrit
20 Spritzer	flüssiger Süßstoff
6	unbehandelte Zitronen
8	Eigelb

Zubereitung

I. Zu Beginn die Zitronenschale abreiben, dann die Zitronen aufschneiden und ihren Saft herauspressen. Diesen dann zusammen mit der abgeriebenen Zitronenschale, der Butter sowie dem Erythrit in einem Topf für einen kurzen Augenblick aufkochen lassen und im Anschluss zum Abkühlen wieder von der Herdplatte nehmen.

II. In der Zwischenzeit die Eier trennen – dabei wird lediglich das Eigelb benötigt. Die Eigelbe also in eine Schüssel geben und mithilfe eines Mixers ordentlich durchrühren.

III. Nach und nach unter ständigem Umrühren eine geringe Menge der abkühlenden Zitronenflüssigkeit hinzugeben bis sie vollständig mit dem Eigelb vermengt ist.

IV. Das Ganze dann wieder zurück in den Topf gießen und die Herdplatte auf mittlere Hitze stellen. Den Lemon Curd permanent umrühren bis die Eigelbe schlussendlich beginnen alles miteinander zu binden.

V. Darauf achten, dass der Topfinhalt nicht zu kochen beginnt, da es sonst passieren kann, dass das Ei zu gerinnen beginnt.

VI. Abschließend je nach Geschmack noch ein wenig Erythrit hinzugeben und dann in den Kühlschrank geben – dort wird der Lemon Curd schlussendlich noch ein wenig fester.

Kokosnuss-Orangen-Dip

Dieser aus Asien stammende Dip passt zu vielem – ob nun als fruchtige Begleitung zu Fisch, zu Fleisch oder beispielsweise Ananas.

Schwierigkeitsgrad: leicht
Portionen: 2
Zubereitungsdauer: 10 Minuten

Zutaten

50 ml	frisch gepresster Orangensaft
75 ml	Kokosmilch
¼ Teelöffel	rote Currypaste
½ Teelöffel	Sesamöl
½ Teelöffel	Sojasauce
½ Teelöffel	Worcestersauce
¼ Esslöffel	Apfelessig
½ Esslöffel	Honig
½ Esslöffel	Sesamsamen
½ Zentimeter	Ingwer
½	Knoblauchzehe

Zubereitung

I. Ingwer schälen und fein reiben, Knoblauch pressen und beides zusammen mit den anderen Zutaten – abgesehen von der Soja- sowie der Worcestersauce – ordentlich vermischen.

II. Den Dip in einen Topf geben und kurz aufkochen – anschließend nach Belieben Soja- und Worcestersauce hinzufügen.

III. Den Dip abschließend für etwa 30 Minuten ziehen lassen bevor man ihn serviert.

Macadamia-Pesto mit Petersilie (Low Carb)

Das aus Italien stammende Pesto wird in diesem Rezept ein wenig abgewandelt und schmeckt sowohl traditionellerweise zu Pasta als auch als Brotaufstrich oder aber vermengt mit ein wenig Frischkäse zum Salat.

Schwierigkeitsgrad: leicht
Portionen: 2
Zubereitungsdauer: 15 Minuten

Zutaten

50 g	Parmesan oder Pecorino
75 g	Macadamianüsse
75 g	Petersilie
100 ml	Rapsöl
2 Esslöffel	Olivenöl
1	unbehandelte Zitrone
	Salz
	Pfeffer

Zubereitung

I. Mit der Vorbereitung der Zutaten beginnen – dafür zunächst einmal die Petersilie unter fließendem Wasser abwaschen, trocknen und ihre Blätter vom Stiel trennen. Die Zitrone hingegen zunächst einmal unter heißem Wasser gründlich abwaschen und ihre Schale dann fein abreiben – letzteres ebenso mit dem Parmesan beziehungsweise Pecorino wiederholen.

II. Die Macadamianüsse knacken und in einer heißen Pfanne ohne Zugabe von Fett jedoch unter Beigabe von etwas Salz rösten bis sie eine leicht bräunliche Farbe annehmen.

III. Die gerösteten Macadamias dann in einem Mixer zu sehr feinen Macadamia stücken zerhacken. Zu diesen dann den geriebenen Käse, den Zitronenabrieb, die Petersilienblätter sowie den Pfeffer und das Salz geben und noch einmal ordentlich pürieren bis sich eine einheitliche Creme entwickelt.

IV. Dem Pesto dann händisch noch etwa 1 – 2 Esslöffel des Olivenöls unterrühren – dieses jedoch keineswegs mit den anderen Zutaten pürieren da sich sonst leicht ein bitteres Aroma entwickeln kann.

V. Anschließend das Pesto mit dem Salz würzen und in ein Schraubglas umfüllen. Auf das Pesto im Glas noch Olivenöl gießen bis das Pesto vollends bedeckt ist – das Ganze dann gut verschlossen im Kühlschrank aufbewahren. Dort hält sich das Pesto dann für rund 2 bis 3 Wochen.

Ni’tir Qibe

Ni’tir Qibe ist eine aus Äthiopien stammende Würzbutter, welche traditionell zu gedämpftem Gemüse, Kartoffelbrei oder auch Reis gegessen wird – allerdings kann sie auch als Brotaufstrich verwendet werden!

Schwierigkeitsgrad: leicht
Portionen: 2
Zubereitungsdauer: 20 Minuten
Koch-/Backzeit: 60 Minuten

Zutaten

500 g	ungesalzene Butter
¼ Teelöffel	Bockshornklee
½ Teelöffel	Kurkuma
1 Esslöffel	Basilikum (oder 1 Teelöffel getrockneten)
1 Stange	Zimt
1 Prise	Muskat
1	Ingwer (2 Zentimeter)
1	rote Zwiebel
2	Knoblauchzehen
2	Nelken
4	Kardamomkapseln

Zubereitung

I. Die Zwiebeln als erstes schälen und in feine Würfel schneiden, den Knoblauch und den Ingwer ebenfalls schälen allerdings beides fein hacken.

II. Den Kardamom und den Bockshornklee in einen Mörser geben und fein mahlen.

III. Die Butter in einen Topf geben und auf niedriger Hitze vorsichtig schmelzen lassen bis kleine Bläschen aufzusteigen beginnen.

IV. Sobald die Butteroberfläche vollständig mit Butterschaum bedeckt ist die vorbereiteten Zutaten mit in den Topf geben und einrühren.

V. Das Ganze solange köcheln lassen bis die Oberfläche beginnt aufzuklaren und die Milchflocken eine goldbraune Farbe angenommen haben und sich auf dem Topfboden befinden. In der Regel sollte dieser Prozess zwischen 45 und 60 Minuten dauern – allerdings darauf achten, dass nicht die Butter selbst beginnt, braun zu werden.

VI. Nach der Kochzeit ein Tuch mit mehreren Lagen oder einen Teebeutel über ein Schraubglas legen und die Butter durch das Tuch oder den Teebeutel in das Glas laufen lassen um die groben Bestandteile herauszufiltern.

VII. Das Glas gut verschließen und im Kühlschrank oder bei Raumtemperatur aufbewahren. Die Butter hält sich für gewöhnlich etwa 3 Monate lang unbedenklich.

Nussiger Quarkaufstrich

Quark macht sich in jeglicher Form gut als gesunder Brotaufstrich – in dieser Variante kombiniert mit leckeren Tomaten und Walnüssen.

Schwierigkeitsgrad: leicht
Portionen: 2
Zubereitungsdauer: 25 Minuten

Zutaten

25 g	getrocknete Tomaten (in Öl eingelegt)
25 g	Walnusskerne
125 g	Magerquark
2 Stiele	Basilikum
1 ½	Lauchzwiebeln
4	Scheiben Pumpernickel
	Salz
	Pfeffer
	Zucker

Zubereitung

I. Die Walnüsse knacken und die Walnusskerne kleinhacken um sie dann in einer heißen Pfanne ohne Zugabe von Fett zu rösten – eine kleine Menge zum Garnieren beiseite stellen.

II. Die Tomaten unterdessen durch ein Sieb abgießen – dabei aber unbedingt das Tomatenöl einfangen.

III. Im Anschluss die Lauchzwiebeln unter fließendem Wasser abwaschen, trocknen und in dünne Ringe kleinschneiden.

IV. Dann die Blätter des Basilikums von den Stielen entfernen – eine kleine Menge der Blätter dabei als Garnitur zur Seite legen und den Rest der Basilikumblätter in schmale Streifen zerstückeln.

V. Die abgetropften Tomaten in feine Stücke schneiden.

VI. Dann das Basilikum zusammen mit den Lauchzwiebelringen, den Tomatenstücken, den Walnüssen sowie 3 Esslöffeln des Tomatenöls mit dem Magerquark vermengen.

VII. Den Aufstrich mit den Gewürzen vermischen und abschmecken – im Anschluss den Aufstrich auf dem Pumpernickel verteilen und zuletzt noch die beiseite gestellten Walnüssen sowie das Basilikum auf den Brotscheiben verteilen.

Pikanter Dip mit Ajvar

Ajvar wird gerade in der arabischen Küche in vielen Gerichten verwendet – so auch hier für die Zubereitung eines würzigen Dips, der perfekt zu Gemüse und Crackern passt!

Schwierigkeitsgrad: mittel
Portionen: 8
Zubereitungsdauer: 15 Minuten

Zutaten

175 g	Frischkäse, Doppelrahmstufe
200 g	Cracker
1 Teelöffel	Schnittlauch in Röllchen
4 Esslöffel	Ajvar (Paprikapaste)
4 Esslöffel	Milch
1	rote Paprikaschote
	Salz
	Pfeffer

Zubereitung

I. Damit beginnen die Paprikaschote unter fließendem Wasser abzuwaschen und im Anschluss zunächst zu vierteln um das Kerngehäuse inklusive aller Kerne zu entfernen und die Paprika dann in kleine Würfel zu schneiden.

II. Dann den Frischkäse zusammen mit dem Ajvar und der Milch solange miteinander vermischen bis sich eine cremige, einheitliche Konsistenz ergibt.

III. Den Dip danach mit dem Salz und dem Pfeffer würzen.

IV. Den Schnittlauch in Röllchen schneiden und über den Dip streuen – zum fertigen Ajvar-Dip Cracker servieren.

Salsa-Dip mit Tomaten

Gerade zu Nachos oder Gegrilltem ist ein Salsa-Dip der optimale Begleiter!

Schwierigkeitsgrad: leicht
Portionen: 8
Zubereitungsdauer: 20 Minuten

Zutaten

50 g	schwarze Oliven
60 g	Feta
100 g	getrocknete Tomaten (in Öl eingelegt)
100 g	Rauke
5 Esslöffel	Olivenöl
1	Knoblauchzehe
	Salz
	Pfeffer

Zubereitung

I. Als erstes die Tomaten abgießen – dabei das Öl auffangen – und abtropfen lassen. Im Anschluss in grobe Stücke hacken und zusammen mit zwei Esslöffeln des aufgefangenen Öls aus dem Tomatenglas in einer Schüssel mit einem Pürierstab zu einem Brei pürieren.

II. Im Anschluss die Rauke reinigen und kurz unter fließendem Wasser abwaschen. Im Anschluss grob kleinschneiden – das Gleiche auch mit dem Knoblauch wiederholen. Den kleingeschnittenen Knoblauch zusammen mit der Rauke und dem Olivenöl ebenfalls pürieren.

III. Dann die Oliven verarbeiten – dafür vor dem hacken zunächst die Steine entfernen.

IV. Beide pürierten Bestandteile – den Tomatenbrei sowie den Knoblauch-Rauken-Brei – miteinander vermengen bis sich eine einheitliche Masse ergibt.

V. Die Oliven zum Dip in die Schüssel geben, untermengen und mit Salz sowie Pfeffer würzen.

VI. Den Feta in feine Stücke kleinbröseln und abschließend mit den restlichen Dip-Zutaten ordentlich vermengen.

Seidentofu-Schokoaufstrich (Low Carb)

Einer der beliebtesten Aufstriche – Nussnougat- beziehungsweise Schokocreme. Diese Variante ist dabei allerdings deutlich gesünder! Außerdem auch gut verwendbar als Pancake-Dip sofern ein wenig Joghurt beigemengt wird!

Schwierigkeitsgrad: mittel
Portionen: 10
Zubereitungsdauer: 10 Minuten

Zutaten

1 g	Konjakmehl
15 g	kalorienarmes Kakaopulver
15 g	Cookies & Cream Proteinpulver
200 g	Seidentofu
2 Teelöffel	Flüssigsüßstoff
5 Tropfen	Vanillearoma (alternativ Backaroma)
1 Spritzer	Zitronen- oder Limettensaft

Zubereitung

I. Seidentofu in einen Mixer geben und fein pürieren.

II. Als nächstes das Vanillearoma, den Süßstoff sowie den Zitronensaft mit in den Mixer geben und vermengen.

III. Der Mischung nach und nach erst das Cookies & Cream Proteinpulver, den Kakao und das Konjakmehl hinzugeben – mithilfe eines Schneebesens die zuletzt hinzugefügten Zutaten unterrühren bis keine Klümpchen übrigbleiben.

Tofu-Aufstrich

Vor allem bei Vegetariern ist Tofu beliebt – doch dieser Aufstrich überzeugt auch die Nicht-Vegetarier!

Schwierigkeitsgrad: leicht
Portionen: 2
Zubereitungsdauer: 10 Minuten

Zutaten

150 g	Tofu
1 Teelöffel	Paprikapulver
1 Esslöffel	Olivenöl
2 Esslöffel	Sojamilch
2 Esslöffel	Ajvar
1 Prise	Salz
1 Prise	Pfeffer
	Rotweinessig

Zubereitung

I. Als erstes den Tofu klein schneiden.

II. Die Tofu stücke anschließend mit der Sojamilch, dem Ajvar sowie dem Olivenöl zu einer homogenen Creme vermengen.

III. Der Tofu creme ein wenig Rotweinessig bei rühren.

IV. Zum Schluss mit dem Paprikapulver, Salz und Pfeffer würzen.

Winterliche Spekulatius-Creme

Zum Winter und zu Weihnachten gehören traditionell Spekulatius-Kekse – doch wer von Spekulatius nicht genug bekommen kann, für den wird dieses Rezept zum neuen Lieblingsrezept.

Schwierigkeitsgrad: leicht
Portionen: 1 Glas
Zubereitungsdauer: 20 Minuten

Zutaten

20 g	Honig
120 g	Butter
300 g	Spekulatius
50 ml	Sahne
1 Teelöffel	gemahlene Vanille
1 Teelöffel	Zimt
1 ½ Teelöffel	Spekulatiusgewürz
1 Prise	Salz

Zubereitung

I. Als erstes die Spekulatius-Kekse zerbrechen und die dabei entstehenden Spekulatiusstücke in einem Mixer rund 15 Sekunden lang auf der höchsten Stufe zerkleinern bis sich eine leicht cremige Konsistenz ergibt.

II. Der Spekulatiusmasse dann den Honig, die Gewürze und die Sahne beifügen und mit dem Mixer noch einmal alles gut miteinander vermengen.

III. Die Butter für eine kurze Zeit bei Zimmertemperatur erwärmen lassen, dann mit in den Mixer geben und alles für weitere etwa 20 Sekunden durchrühren bis sich eine homogene Creme ergibt.

IV. Die Spekulatiuscreme abschließend in ein Schraubglas umfüllen und im Kühlschrank aufbewahren.

Tipp: Für den richtigen Crunsh-Effekt können auch einige Spekulatiuskekse in das Tiefkühlfach gegeben, im gefrorenen Zustand dann mithilfe eines Nudelholzes kleingeklopft und im zweiten Schritt der Zubereitung der Creme beigemengt werden.

Würzige Auberginen-Feta Creme

Diese aus der türkischen Küche stammende Creme ist eine herzhafte, würzige Abwechslung zu den Standardcremes und Aufstrichen. Nicht nur als Dip oder Brotaufstrich, sondern auch gut zum Grillen geeignet.

Schwierigkeitsgrad: leicht
Portionen: 10
Zubereitungsdauer: 20 Minuten
Koch-/Backzeit: 45 Minuten

Zutaten

125 g	Feta
½ Teelöffel	Oregano
1 ½ Esslöffel	Olivenöl
½	Aubergine
1	Knoblauchzehe
2	Oliven
	Paprikapulver, edelsüß
	Salz
	Pfeffer
	Pul Biber

Zubereitung

I. Zunächst den Backofen bei 190°C auf Ober-/Unterhitze vorheizen.

II. Anschließend die Auberginen in zwei Hälften schneiden – dafür der Länge nach aufschneiden. Die beiden Auberginenhälften mit der Innenseite nach unten auf einem Backbleck platzieren. An der Oberseite der Auberginen etwa drei bis vier Schnitte entlang der langen Seite setzen und in den Ofen schieben.

III. Die Auberginenhälften für ungefähr 40-45 Minuten im Ofen backen – dabei sollte sich die Auberginenhaut schwarz färben damit sie sich ordentlich entfernen lässt.

IV. Die gehäuteten Auberginen in kleine Stücke hacken und abkühlen lassen.

V. Währenddessen die Oliven sowie den Knoblauch fein hacken. Beides zusammen mit dem Feta und dem Olivenöl pürieren bis sich eine cremige Konsistenz ergibt.

VI. Die Auberginenstückchen zur Creme hinzugeben und unterheben.

VII. Zuletzt die Creme mit den Gewürzen verfeinern, noch einmal abschmecken und mit Pul Biber garnieren.

Zwiebel-Chutney

Vor allem zu Käseplatten oder auch Gegrilltem ist Zwiebel-Chutney ein leckerer Dip.

Schwierigkeitsgrad: mittel
Portionen: 2
Zubereitungsdauer: 20 Minuten
Koch-/Backzeit: 45 Minuten

Zutaten

50 g	Rosinen
125 g	brauner Zucker
500 g	Zwiebeln
75 ml	Essig
½ Teelöffel	Ingwerpulver
½ Teelöffel	Zimt
1 ½ Esslöffel	Butter
½ Prise	Salz
½ Prise	Pfeffer

Zubereitung

I. Zunächst die Zwiebeln schälen um sie dann in schmale Ringe zu schneiden. Diese dann zusammen mit der Butter in einen Topf geben und für eine Weile andünsten lassen.

II. Sobald die Zwiebeln beginnen glasig zu werden den Essig, die Gewürze sowie die Rosinen und den Zucker untermischen.

III. Das Chutney im Topf ordentlich umrühren damit sich alles gut miteinander vermengt, dann mit dem Salz sowie dem Pfeffer würzen.

IV. Die Herdplatte auf niedrige Hitze einstellen und das Zwiebel Chutney für rund 45 Minuten kochen lassen bis keine Flüssigkeit mehr im Topf übrig bleibt.

V. Im Anschluss in geeignete Behälter umfüllen und servieren.

Frühstück

Beeren-Schoko-Shake (Low Carb)

Oftmals muss es morgens schnell gehen, was dazu führt, dass das Frühstück oftmals ausfallen muss – für genau solche Tage ist dieser leckere Shake perfekt geeignet.

Schwierigkeitsgrad: leicht
Portionen: 2
Zubereitungsdauer: 5 Minuten

Zutaten

60 g	Schoko-Proteinpulver
500 g	Magerquark
400 ml	Wasser
	Beeren

Zubereitung

I. Alle Zutaten mithilfe eines Pürierstabs miteinander vermischen bis ein cremiger Shake entsteht.

II. Alternativ kann auch auf die Beeren verzichtet und stattdessen Xylit als Süßungsmittel hinzugegeben werden.

Bruschetta mit Avocados

Die italienische Speise wird in der Originalversion mit frischen Tomaten zubereitet – in diesem Fall sorgt Avocado für die besondere Abwechslung.

Schwierigkeitsgrad: leicht
Portionen: 2
Arbeitszeit: 10 Minuten
Zubereitungsdauer: 25 Minuten

Zutaten

30 g	Radieschen
100 g	Lauchzwiebeln
150 g	Avocado
½ Teelöffel	Honig
1 Teelöffel	Olivenöl
1 ½ Esslöffel	Mandelstifte
½ Zweig	Thymian
½	Ciabatta-Brot
½	Knoblauchzehe
½	unbehandelte Zitrone
	Salz
	Pfeffer

Zubereitung

I. Als erstes den Ofen auf 165°C Umluft vorheizen.

II. Auf einem Blech dann die Mandelstifte verteilen und für rund 5 Minuten in den Ofen geben bis sie eine hellbraune Röstfarbe annehmen.

III. Das Ciabatta-Brot in etwa 1 Zentimeter dicke Scheiben schneiden und in einer Lage auf dem Backblech verteilen.

IV. Das Olivenöl zusammen mit der Knoblauchzehe in einen Mixer geben und klein pürieren und anschließend über das Ciabatta träufeln.

V. Salz und Thymianblätter über dem Ciabatta verteilen und für etwa 10-15 Minuten im Ofen backen bis sich eine goldbraune Röstfarbe ergibt.

VI. Währenddessen die Avocadocreme zubereiten.
Hierfür die Avocado entkernen und würfeln, die Lauchzwiebeln abwaschen und in feine Zwiebelringe kleinschneiden – beides dann in einer Schüssel miteinander vermengen.

VII. Die Zitrone zunächst mit lauwarmem Wasser abwaschen, trocknen und dann die Schale abreiben sowie den Zitronensaft herauspressen. Sowohl die abgeriebene Zitronenschale als auch den Zitronensaft zusammen mit dem Honig zur Avocado-Zwiebel-Masse geben und erneut miteinander verrühren.

VIII. Je nach persönlichem Geschmack dann die Creme salzen und pfeffern.

IX. Die gerösteten Mandelstifte zu der entstandenen Creme geben, unterheben und die Bruschetta dann auf den Ciabatta scheiben verteilen.

X. Im Anschluss die Radieschen verarbeiten – erst waschen, dann trocknen und zuletzt mit einer Reibe fein über die Bruschetta reiben.

Tipp: Am besten schmeckt dieses herzhafte Frühstück solange es noch warm ist.

Chahdra

Chahdra sind Hefebrötchen mit einer Füllung aus Schafskäse, welche besonders in Marokko gerne zum Frühstück serviert werden.

Schwierigkeitsgrad: mittel
Portionen: 2
Zubereitungsdauer: 30 Minuten
Koch-/Backzeit: 15 Minuten
Ruhezeit: 90 Minuten

Zutaten

250 g	Zucker
500 g	Weizenmehl
⅛ Liter	Wasser
1 Liter	Wasser
½ Teelöffel	Backpulver
1 Teelöffel	Salz
2 Esslöffel	Joghurt
2 Esslöffel	Sonnenblumenöl
2 Esslöffel	Zucker
1 Paket	Schafskäse in Lake
½ Würfel	Hefe
1	Eigelb
2	Zitronenscheiben
	schwarzer und weißer Sesam
	Butter

Zubereitung

I. Aus den Zutaten abgesehen von den 250 Gramm Zucker, dem Liter Wasser und den 2 Zitronenscheiben einen Teig zubereiten, indem die Zutaten ordentlich miteinander vermischt und dann durchgeknetet werden. Den Teig im Anschluss für rund 60 Minuten bei Zimmertemperatur gehen lassen.

II. Nach der Ruhezeit den Teig ausrollen bis er etwa eine Dicke von ½ Zentimeter besitzt. Aus dem dünnen Teig dann Quadrate mit den Maßen von etwa 10x10 Zentimetern herausschneiden.

III. Den Schafskäse abtropfen lassen und in Würfel mit einer Größe von circa 2 Zentimetern schneiden. Diese dann in die Teigquadrate legen und die Ecken in Richtung der Mitte falten, sodass Taschen entstehen.

IV. Eine Backofenform mit Butter einfetten und die gefüllten Teigquadrate hineinlegen – so noch einmal für rund 30 Minuten aufgehen lassen.

V. In der Zwischenzeit einen Zuckersirup herstellen, dafür werden der Liter Wasser zusammen mit den übrig gebliebenen 250 Gramm Zucker und den Zitronenscheiben in einen Topf gegeben und aufgekocht. Dabei sollte sich die Flüssigkeit durch das Verdampfen etwa halbieren.

VI. Währenddessen den Backofen auf 160°C Umluft vorheizen.

VII. Das Eigelb aufschlagen und mithilfe eines Pinsels auf den Teigtaschen verteilen, darüber die Sesamsamen verteilen.

VIII. Den Teig im Anschluss in den vorgeheizten Ofen geben und auf der mittleren Schiene für circa 15 Minuten backen.

IX. Danach den Zuckersirup über die noch heißen Teigtaschen träufeln – dabei unbedingt darauf achten nicht den kompletten Sirup zu verwenden und im noch warmen Zustand servieren.

Chakri

Bei Chakri handelt es sich um ein traditionelles afrikanisches Frühstück, welches aus Joghurt und Couscous besteht.

Schwierigkeitsgrad: leicht
Portionen: 2
Zubereitungsdauer: 15 Minuten

Zutaten

50 g	Couscous
100 g	Naturjoghurt
100 ml	(Kokos-)Milch
1 Esslöffel	Rohrzucker
1 Esslöffel	Rosinen

Zubereitung

I. Die Milch in einen Topf geben und bei mittlerer Hitze aufkochen, dabei den Zucker mit hereinrühren. Sobald die Milch kocht den Couscous mit hinzugeben und aufquellen lassen.

II. Je nach Belieben ein wenig der Milch durch Kokosmilch ersetzen.

III. Während des Aufquellens des Couscous die Rosinen hinzugeben, untermengen und ein wenig mit garen. Im Anschluss von der Herdplatte nehmen und abkühlen lassen.

IV. Den abgekühlten Couscous abschließend mit Joghurt vermischen und mit einigen weiteren Rosinen garniert servieren. Im Kühlschrank hält sich das Chakri für etwa 3 Tage.

Doufu Nao

Gerade zum Frühstück wird die Doufu Nao Suppe gerne verzehrt – in Kombination mit Chilisauce, gekochten Erdnüssen, Pilzen, Sesamöl und Sojasauce bildet sie den optimalen Start in den Tag.

Schwierigkeitsgrad: mittel
Portionen: 2
Zubereitungsdauer: 20 Minuten

Zutaten

200 g	Seidentofu
1 Esslöffel	Austernsauce
1 Esslöffel	Chilipaste
1 Esslöffel	Gemüsebrühe
1 Esslöffel	Ingwer
1 Esslöffel	Sesamöl
1 Esslöffel	Speisestärke
2 Esslöffel	Erdnussbutter
2 Esslöffel	Sojasauce
½ Bund	Koriander
1	Ei
	Salz

Zubereitung

I. 2 Esslöffel kaltes Wasser in ein kleines Gefäß geben, die Erdnussbutter damit gründlich verrühren und dann erst einmal zur Seite stellen.

II. 1 Liter Wasser in einem Topf aufkochen. Unterdessen den Ingwer schälen und fein hacken. Diesen dann zusammen mit der Austernsauce, der Gemüsebrühe sowie der Sojasauce in das kochende Wasser einrühren, die Herdplatte auf mittlere Hitze stellen und das Ganze für etwa 3 Minuten kochen lassen.

III. In der Zwischenzeit die Speisestärke in ein Glas geben und 1 Esslöffel kaltes Wasser hinzugeben. Die Speisestärke darin auflösen und mit in den Topf gießen.

IV. Die Eier mithilfe einer Gabel ordentlich verrühren, sodass sich eine einheitliche Flüssigkeit ergibt – auch sie mit in den Topf geben und unterrühren.

V. Den Tofu klein zerbrechen und ebenfalls der Suppe beifügen. Dann alles mit dem Salz würzen und für weitere 3 Minuten kochen. Anschließend das Sesamöl hinzugeben.

VI. Abschließend die Tofu-Suppe in die zu servierenden Gefäße füllen und zusammen mit der Erdnusspaste, dem Chili und garniert mit gehacktem Koriander servieren.

Tipp: Um einen noch würzigeren Geschmack zu erzeugen können zusätzlich zum Ingwer noch zwei Knoblauchzehen gehackt werden und gemeinsam mit dem Ingwer und einer kleinen Menge Frühlingszwiebeln angebraten werden – das Ganze dann später angebraten in die Suppe rühren.

Erfrischender Apfel-Karotten-Frühstücksshake

Gerade im Sommer ist der Shake das perfekte Frühstück – leicht, lecker und erfrischend.

Schwierigkeitsgrad: leicht
Portionen: 2
Zubereitungsdauer: 5 Minuten

Zutaten

150 g	Joghurt
50 ml	Orangensaft
50 ml	Apfelsaft
200 ml	Karottensaft
1 Prise	Salz
1 Prise	Pfeffer

Zubereitung

I. Alle Zutaten in eine Schüssel geben und mit einem Mixer gut miteinander verrühren.

Tipp: Am besten schmeckt der Frühstücksshake, wenn er gut gekühlt ist.

Fool

Mit frischem Fladenbrot serviert ergibt dieses Gericht ein leckeres ägyptisches Frühstück.

Schwierigkeitsgrad: leicht
Portionen: 2
Zubereitungsdauer: 15 Minuten
Ruhezeit: 36 Stunden

Zutaten

½ Esslöffel	Zitronensaft
2 Esslöffel	Olivenöl
1 Dose	braune Bohnen (Fool)
½	Gurke
1	Zwiebel
2	Tomaten
	Salz
	Pfeffer

Zubereitung

I. Damit beginnen, die Zwiebeln zu schälen und in feine Stückchen zu hacken. In einer Pfanne Olivenöl erhitzen und im heißen Öl dann die Zwiebelstückchen anbraten bis sie glasig werden.

II. Die Bohnen in ein Sieb abgießen und dabei die Flüssigkeit auffangen. Die Bohnen dann zu den Zwiebeln in die Pfanne geben sobald diese glasig sind – dann für rund 5 Minuten köcheln lassen.

III. Die Bohnen so lange kochen bis sie weich genug zum Stampfen sind.

IV. Im Anschluss die Tomaten und die Gurke abwaschen und in Würfel schneiden. Diese dann zu den Bohnen in die Pfanne geben und noch einmal mit erwärmen.

V. Zum Schluss alles mit Salz, Pfeffer und dem Zitronensaft würzen und zusammen mit Fladenbrot anrichten.

Fruchtiges Buchweizen-Beeren-Frühstück

Diese Speise ist ursprünglich auch als Kascha bekannt, es handelt sich hierbei um eine jüdische Süßspeise bestehend aus Buchweizen und einem Topping aus karamellisierten Beeren.

Schwierigkeitsgrad: leicht
Portionen: 2
Arbeitszeit: 10 Minuten
Zubereitungsdauer: 20 Minuten

Zutaten

Buchweizen:

50 g	Buchweizen
50 g	Zucker
100 ml	Wasser
½ Teelöffel	Butter
½	Eiweiß

Beerentopping

30 g	Zucker
50 g	Blaubeeren
50 g	Himbeeren
½ Prise	Zimt

Zubereitung

I. Als erstes in einem Topf den Buchweizen und das Eiweiß unter permanentem Rühren erhitzen bis das Eiweiß beginnt zu stocken.

II. Das Wasser sowie den Zucker in den Topf hinzugeben und alles zusammen für rund 15 Minuten köcheln lassen. Dabei sollte sich der Buchweizen mit dem Wasser vollsaugen bis von diesem nichts mehr übrig bleibt.

III. Im Anschluss daran die Butter in den Topf geben und mit dem restlichen Topfinhalt verrühren.

IV. Unterdessen in einem separaten flachen Topf den Karamell herstellen, indem 25 Gramm Zucker mit 1 Esslöffel Wasser zusammen erhitzt wird bis sich eine homogene Karamellmasse ergibt.

V. Die Beeren waschen und anschließend zusammen mit 1 weiteren Esslöffel Wasser in den Topf zum Karamell geben. Die Herdplatte ausschalten und das entstehende Topping nur noch mit der Restwärme des Herdes kurz erwärmen.

VI. Das Topping dann mit ½ Prise Zimt verfeinern und mit dem Buchweizen zusammen servieren.

Tipp: Dieses Frühstückt schmeckt warm am besten!

Frühstücksbowl mit Acai und Müsli

Mittlerweile ist die aus Brasilien stammende Acai-Beere zum bekannten Superfood geworden. In diesem Frühstück lässt sie sich leicht und lecker verarbeiten.

Schwierigkeitsgrad: leicht
Portionen: 2
Arbeitszeit: 10 Minuten
Zubereitungsdauer: 10 Minuten

Wichtig: Mit der Zubereitung bereits am Vortag beginnen!

Zutaten

50 g	Blaubeeren
140 g	Müsli (am besten Vollkorn)
200 g	Joghurt
1 Teelöffel	Honig
1 Teelöffel	Acai-Pulver
1 Esslöffel	gehobelte Mandeln
1 Stiel	Minze

Zubereitung

I. Am Vortag mit der Zubereitung des Beerentoppings beginnen. Dafür die Beeren abwaschen und nach dem Abtropfen über Nacht im Tiefkühlfach gefrieren lassen.

II. Sind die Beeren nach der Nacht gefroren, dann kann mit der Zubereitung des Acai-Joghurts begonnen werden.
Hierfür den Joghurt, den Honig und das Acai-Pulver mithilfe eines Mixers für etwa 1 bis 2 Minuten rühren bis sich die Zutaten zu einer homogenen Creme verbinden.

III. Anschließend das Müsli sowie die Mandeln auf Schälchen verteilen und darauf den Acai-Honig-Joghurt geben.

IV. Zum Garnieren die Beeren aus dem Tiefkühlfach und ein paar Minzblätter als Topping auf das Frühstück geben.

Heidelbeer-Creme mit Hüttenkäse und Minze (Low Carb)

Ein erfrischendes Frühstück, welches sich gerade in der etwas wärmeren Jahreszeit als perfekter Start in den Tag offenbart.

Schwierigkeitsgrad: leicht
Portionen: 2
Zubereitungsdauer: 10 Minuten

Zutaten

50 g	Heidelbeeren
100 g	Sojajoghurt
200 g	Hüttenkäse
1 Teelöffel	Zucker
1	Limette
	Minze

Zubereitung

I. Damit beginnen zunächst den Sojajoghurt zusammen mit ein paar der Minzblätter, dem Zucker und etwa 38 Gramm der Heidelbeeren mithilfe eines Pürierstabs zu einer cremigen Konsistenz pürieren.

II. Im Anschluss den Heidelbeerjoghurt mit dem Hüttenkäse mischen und die übrig gebliebenen Heidelbeeren beimengen.

III. Die Limette aufschneiden und ihren Saft auspressen. Mit diesem dann die Frühstückscreme abschmecken, zuletzt alles in die Servierschälchen füllen und mit ein paar weiteren Minzblättern garnieren.

Himbeermüsli (Low Carb)

Ein gesundes, kohlenhydratarmes aber dafür nährstoffreiches Frühstück mit leckeren Himbeeren.

Schwierigkeitsgrad: leicht
Portionen: 2
Zubereitungsdauer: 20 Minuten

Zutaten

4 Teelöffel	Leinsamen
4-6 Teelöffel	Mandeln oder Walnüsse
4 Esslöffel	Wasser
10 Esslöffel	Quark
	Himbeeren (oder anderes Obst der Saison)
	Zucker

Zubereitung

I. Den Quark mit dem Wasser in einer Schüssel verrühren bis sich eine cremige Konsistenz ergibt.

II. Die Leinsamen mit in die Schüssel geben und mit der Quarkmasse verrühren – so für rund 10 Minuten aufquellen lassen.

III. Die Mandeln beziehungsweise Walnüsse fein hacken und zusammen mit den Himbeeren oder den anderen Früchten nach Wahl zum Quark hinzugeben, ordentlich untermengen und je nach Bedarf noch ein wenig Zucker zum Süßen hineinrühren.

Jidan Guanbing

In Asien sind Pfannkuchen ein beliebtes Frühstück, welches man an nahezu jeder Ecke an Ständen findet, die frisch zubereitete Pfannkuchen verkaufen – ob nun mit süßen Saucen oder in herzhaften Varianten.

Schwierigkeitsgrad: leicht
Portionen: 2
Zubereitungsdauer: 30 Minuten
Koch-/Backzeit: 10 Minuten

Zutaten

Pfannkuchen:

150 g	Mehl
80 ml	Wasser
¼ Teelöffel	Salz
2 Esslöffel	Sesamöl
3 Esslöffel	Mehl
3-4	Eier

Füllung:

1-2 Teelöffel	Chilisauce
1 Esslöffel	Hoi-Sin-Sauce oder süße Bohnensauce
1	Frühlingszwiebel
8-10	Salatblätter

Zubereitung

I. Damit beginnen das Wasser aufzukochen um das Salz darin aufzulösen. Dann das Mehl hinzugeben und so lange unterrühren bis sich ein ordentlicher Teig ergibt. Diesen für rund 20-30 Minuten zum Gehen stellen, danach zu einem glatten Teig kneten.

II. Den durchgekneteten Teig in 5 Portionen teilen. Dann aus 2 Esslöffeln Sesamöl zusammen mit einer ausreichenden Menge Mehl eine Paste mit einer relativ klebrigen Konsistenz anrühren.

III. Die Teigportionen zur Hand nehmen und mit ausreichend Mehl bestäuben, sodass der Teig nicht mehr klebt. Diesen dann mit einem Nudelholz auf eine Dicke von etwa 1 Zentimeter ausrollen.

IV. Darauf 1 Teelöffel der Öl-Paste verteilen, dann den Teig zusammenfalten und noch einmal mit Mehl einstauben.

V. Im Anschluss den Teig so dünn wie möglich ausrollen bis er einen Durchmesser von rund 15 bis 16 Zentimetern hat. Die Eier in einem tiefen Teller mithilfe einer Gabel zu einer einheitlichen Eierflüssigkeit verrühren.

VI. In einer Pfanne das Öl erhitzen und die Pfannkuchen hineingeben sobald das Öl vollkommen heiß ist. Die Pfannkuchen solange in der Pfanne anbraten bis die untere Seite beginnt eine goldbraune Färbung anzunehmen während die Oberseite beginnt sich aufzublähen.

VII. Sobald dies der Fall ist den Pfannkuchen wenden – bereits nach einer kurzen Weile sollte er erneut beginnen, sich relativ hoch aufzublähen.

VIII. Schaschlik spieße in die entstandene Luftblase stechen und so die oberste Schicht leicht anheben – dies sollte möglichst schnell geschehen, da der Pfannkuchen sonst wieder zusammenfällt. In dieser Zeit das geschlagene Ei in die Pfannkuchen höhle gießen.

IX. Den Pfannkuchen noch etwas in der Pfanne lassen und hin und wieder wenden – das Ganze solange wiederholen bis beide Seiten beginnen braun und knusprig zu werden.

X. Die Chilisauce und die Hoi-Sin-Sauce beziehungsweise die süße Bohnensauce miteinander verrühren und eine dünne Schicht der entstandenen Sauce auf den Pfannkuchen geben. Dabei darauf achten, nicht zu viel der Sauce zu verwenden, da diese sehr würzig ist.

XI. Die Frühlingszwiebel fein hacken und zusammen mit jeweils 1 bis 2 Salatblättern auf dem Pfannkuchen verteilen bevor er wie ein Wrap zusammengerollt wird.

Joghurt-Beeren-Frühstück (Low Carb)

Manchmal soll es erfrischend sein, schnell gehen und auch noch gesund sein. Dieser Vanillejoghurt unterstützt die gesunde Ernährungsweise.

Schwierigkeitsgrad: leicht
Portionen: 2
Zubereitungsdauer: 20 Minuten

Zutaten

50 g	Blaubeeren
50 g	Himbeeren
225 g	Joghurt (1,5% Fett)
50 ml	Schlagsahne
½	Vanilleschote
	flüssiger Süßstoff

Zubereitung

I. Die Vanilleschote der Länge nach aufschneiden, das Vanillemark der halben Schote aus ihr herauskratzen und in den Joghurt geben.

II. Die Sahne schlagen bis sie steif ist. Diese dann unter den Joghurt heben und je nach Geschmack mit dem Süßstoff verfeinern.

III. Blau- und Himbeeren abwaschen und trocknen. Abschließend in Gläsern abwechselnd den Joghurt und die Beeren schichten.

Joghurt-Müsli-Frühstück mit Kaki (Low Carb)

Die Kaki ist eine fruchtige Ergänzung zum leckeren Joghurt-Müsli-Frühstück – wobei diese Mahlzeit sogar noch kohlenhydratarm ist.

Schwierigkeitsgrad: leicht
Portionen: 2
Zubereitungsdauer: 10 Minuten

Zutaten

40 g	Haferflocken
120 g	Kaki
300 g	Griechischer Joghurt
60 ml	Wasser

Zubereitung

I. Die Haferflocken in eine heiße Pfanne ohne die Zugabe von Fett geben und unter permanentem Rühren solange rösten bis die Haferflocken eine goldbraune Färbung annehmen. Im Anschluss auf einen Teller geben damit die Haferflocken ein wenig abkühlen können.

II. In der Zwischenzeit die Kaki zunächst schälen, in kleine Stücke schneiden und dann gemeinsam mit dem Wasser in einer Schüssel zu einer einheitlichen Masse pürieren.

III. Zum Anrichten des Frühstücks damit beginnen in einem Glas die einzelnen Zutaten zu schichten – zunächst eine kleine Menge des Joghurts in das Glas geben, darauf dann etwas des Haferflockenmüslis und darauf dann eine Schicht des Kaki Pürees. Alles solange schichten bis die Zutaten verbraucht sind – die oberste Schicht dabei aus Haferflocken bestehen lassen.

Kerniges Nussfrühstück

Schnell zubereiteter fruchtig, kerniger Frühstücksbrei.

Schwierigkeitsgrad: mittel
Portionen: 2
Arbeitszeit: 10 Minuten
Zubereitungsdauer: 15 Minuten

Zutaten

30 g	Walnüsse
60 g	Trauben
150 g	Joghurt
150 ml	Orangen-Mango-Saft
½ Teelöffel	Zimt
3 Esslöffel	Frühstücksbrei
1	Birne

Zubereitung

I. Zunächst die Birne waschen, trocknen und in kleine Würfel schneiden. Die Trauben vom Zweig pflücken.

II. Den Frühstücksbrei zusammen mit dem Orangen-Mango-Saft in einen Topf geben und bei mittlerer Hitze kurz aufkochen.

III. Anschließend von der Herdplatte nehmen und den Joghurt untermengen. Die Masse dann mit Zimt verfeinern.

IV. Den Orangen-Mango-Brei in Schüsseln verteilen und mit den Früchten sowie Walnüssen garnieren.

Maisbrot

Gerade in den afrikanischen Ländern ist Maisbrot eine beliebte Speise zum Frühstück.

Schwierigkeitsgrad: leicht
Portionen: ~ 15 Scheiben
Zubereitungsdauer: 90 Minuten
Koch-/Backzeit: 50 Minuten

Zutaten

75 g	Cheddar-Käse
75 g	getrocknete Tomaten
75 g	Maisgrieß
350 g	Mehl
1 Teelöffel	Kurkuma
1 Esslöffel	flüssiger Honig
2 Esslöffel	Olivenöl
1 Päckchen	Trockenhefe
1	Ei
1	Topf Schnittlauch
	Fett und Mehl
	Mehl
	Salz
	schwarzer Pfeffer

Zubereitung

I. Als erstes den Backofen auf 150°C Umluft vorheizen.

II. Unterdessen die Zutaten vorbereiten – dafür die getrockneten Tomaten in feine Stücke klein schneiden, den Käse mit einer Käsereibe reiben und den Schnittlauch abwaschen, trocknen sowie in feine Schnittlauchröllchen schneiden.

III. Dann die kleingeschnittenen Zutaten mit den übrigen in einer Schüssel zu einem einheitlichen Teig verkneten und abgedeckt für etwa 1 Stunde an einen warmen Ort stellen damit der Teig aufgeht.

IV. Eine Kastenform mit einem Fassungsvermögen von 1,5 Litern mit Margarine einfetten und rundum mit Mehl bestäuben.

V. Weiteres Mehl auf die Arbeitsfläche geben und auf dieser dann den Teig noch einmal ordentlich durchkneten bevor er in die Kastenform gegeben wird.

VI. In der Kastenform den Teig der Länge nach mittig einschneiden und mit einem Tuch bedeckt für weitere 20 Minuten gehen lassen.

VII. Im Anschluss den Teig mit einer kleinen Menge Wasser besprühen und dann für 40 bis 50 Minuten im vorgeheizten Backofen backen. Ab und zu immer mal wieder eine kleine Menge des Wassers auf das Brot sprühen – am Ende der Backzeit das Brot aus dem Ofen nehmen und mit einem Tuch bedeckt abkühlen lassen.

Scharfes Rührei mit Tomaten und Zwiebeln

Ein beliebtes afrikanisches Frühstück, welches nach Belieben auch mit anderen Zutaten ergänzt werden kann.

Schwierigkeitsgrad: leicht
Portionen: 2
Zubereitungsdauer: 10 Minuten
Koch-/Backzeit: 10 Minuten

Zutaten

1 Teelöffel	Gemüsebrühe
1 Esslöffel	Paprikapulver, edelsüß
1	Chilischote
1	Knoblauchzehe
3	Zwiebeln
4	Eier
	Öl
	Tomaten

Zubereitung

I. Zunächst einmal die Zwiebeln schälen, in dünne Ringe schneiden und in einer Pfanne mit heißem Öl braten bis sie beginnen sich leicht bräunlich zu verfärben.

II. Die Chilischote gründlich waschen, trocknen und in feine Stücke schneiden.

III. Während die Zwiebeln noch in der Pfanne braten, in einer Schüssel die Chilischote, die Eier, die Gemüsebrühe, den Knoblauch und das Paprikapulver miteinander verrühren.

IV. Den Schüsselinhalt dann zu den Zwiebeln in die Pfanne geben und unter gelegentlichem Rühren braten bis das Ei beginnt zu stocken und so eine Rührei-ähnliche Konsistenz annimmt.

V. Zuletzt die Tomaten unter fließendem Wasser abwaschen, kleinschneiden und zusammen mit dem Rührei servieren.

Schoko-Kokos-Smoothie-Bowl

Schokolade und Smoothie – die perfekte Kombination für einen Wohlfühlmorgen!

Schwierigkeitsgrad: leicht
Portionen: 2
Zubereitungsdauer: 15 Minuten

Zutaten

Smoothie:

200 ml	Mandelmilch
1 Teelöffel	Honig
1 Esslöffel	Kokosflocken
1 ½ Esslöffel	Backkakao
2	Bananen
2	Datteln

Topping:

1 Esslöffel	Sesamsamen
2 Esslöffel	ganze Haselnüsse
2 Esslöffel	Zartbitter-Schokoraspeln
2 Esslöffel	Kokoschips
1	Banane

Zubereitung

I. Als erstes die Zutaten für den Smoothie in einen Smoothie Maker geben und solange mixen bis sich eine cremige Konsistenz ergibt.

II. Den Smoothie in eine Schüssel umfüllen.

III. Anschließend die Bananen in dünne Scheiben schneiden, die Haselnüsse halbieren.

IV. Die Bananenscheiben und Haselnüsse zusammen mit den übrigen Zutaten für das Topping auf dem Smoothie garnieren und servieren.

Sesambällchen asiatischer Art

In Asien ein gern gesehenes Frühstück – Sesambällchen mit einer süßen Füllung!

Schwierigkeitsgrad: mittel
Portionen: ~ 20 Bällchen
Zubereitungsdauer: 60 Minuten
Koch-/Backzeit: 4 Minuten
Ruhezeit: 24 Stunden

Zutaten

25 g	Tapioka (alternativ Maisstärke)
55 g	Weizenmehl
150 g	Adzukibohnen
150 g	Klebereismehl
170 g	Zucker
35 ml	warmes Wasser
150 ml	Wasser
1 Liter	Öl
2 Esslöffel	Öl
1 Beutel	Sesam

Zubereitung

I. Mit der Zubereitung des Teiges beginnen – dafür das Klebereismehl mit der Tapiokastärke vermischen und 150 Milliliter Wasser hinzugeben. Die Masse zu einem ordentlichen Teig verkneten, dann erst einmal wieder wegstellen.

II. Das Weizenmehl zusammen mit dem warmen Wasser ebenfalls zu einem Teig kneten und mit dem beiseite gestellten Teig sowie 1 Esslöffel Öl und 70 Gramm des Zuckers zu einem einheitlichen Teig kneten.

III. Aus dem gemischten und verkneteten Teig dann etwa 20 Bälle formen.

IV. Im Anschluss die Füllung der Teigbällchen vorbereiten. Dafür kann entweder in einem asiatischen Laden direkt eine Dose einer roten Bohnenpaste gekauft werden oder alternativ kann diese selbst zubereitet werden. Im letzteren Fall muss die Zubereitung jedoch einen Tag vorher begonnen werden.

V. Um die Füllung also selbst zuzubereiten die Bohnen einmal gründlich abwaschen, dann in eine Schüssel geben und diese mit einer ordentlichen Menge Wasser befüllen. Die Bohnen über Nacht im Wasser belassen damit die Bohnen beginnen aufzuquellen.

VI. Am nächsten Tag das Bohnenwasser wegkippen und stattdessen die Bohnen mit aufgekochtem Wasser noch einmal übergießen und für rund 10 Minuten stehen lassen.

VII. Nach den 10 Minuten das Wasser wieder ausschütten und die Bohnen zum Kochen für etwa 1 bis 2 Stunden in einen Topf mit weiterem Wasser geben. Im Anschluss sollten die Bohnen eine Konsistenz erreicht haben, die ein Zerdrücken der Bohnen leicht ermöglicht.

VIII. Sobald dies der Fall ist werden die Bohnen in einen Mixer umgefüllt und zerkleinert.

IX. Dem Bohnenpüree dann den verbliebenen Zucker beimengen und zum Anbraten in eine Pfanne mit einer geringen Menge Öl geben. Dabei sollte der Bohnenmasse ein wenig der Feuchtigkeit entzogen werden.

X. Mithilfe eines Teelöffels die Bohnenpaste für die Bällchen portionieren – auf jedes Bällchen verteilt sich etwa ein halber Teelöffel der Paste. Die übrigbleibende Bohnenpaste kann bis zu einer Woche im Kühlschrank aufbewahrt oder im Kühlfach eingefroren werden.

XI. Die Teigbälle mit der Hand etwas plattdrücken und die Bohnenpaste mittig aufgeben – im Anschluss den Teig wieder zu einem Bällchen formen und im Sesam herumrollen damit sich ein Sesammantel ergibt.

XII. Die Sesambällchen dann in 1 Liter Öl frittieren. Fertig sind sie nach etwa 3 bis 4 Minuten, wenn sie von alleine wieder an die Oberfläche schwimmen.

XIII. Zum Abtropfen auf ein Küchenpapier legen und servieren sobald sie ein wenig abgekühlt sind.

Vorspeisen

Bananensuppe

Bananen sind in Afrika eine beliebte Zutat in Speisen jeglicher Art – in diesem Rezept werden die süßen Bananen zu einer leckeren Suppe verarbeitet.

Schwierigkeitsgrad: leicht
Portionen: 2
Zubereitungsdauer: 15 Minuten

Zutaten

20 g	Butter
100 ml	Milch
100 ml	Sahne, 30% Fett
300 ml	Gemüsebrühe
2 Teelöffel	Currypulver
2 Esslöffel	Ahornsirup
1	Zwiebel
2	reife Bananen
	frische Kräuter

Zubereitung

I. Die Butter in einen Topf geben und auf mittlerer Hitze schmelzen lassen. Unterdessen die Zwiebel schälen und in Würfel schneiden. Diese im Anschluss in die geschmolzene Butter geben und andünsten bis die Zwiebelwürfel glasig werden.

II. Dann die Zwiebeln mit der Gemüsebrühe ablöschen und beides zusammen für rund 5 Minuten kochen lassen.

III. In der Zwischenzeit die Bananenschale von der Banane abziehen und diese in Stückchen kleinschneiden. Die Bananenstücke dann mit in den Kochtopf geben und mithilfe eines Pürierstabs zu einer Suppe verarbeiten.

IV. Die Suppe dann mit der Milch und der Sahne verrühren, mit den Gewürzen verfeinern sowie mit dem Ahornsirup ein wenig süßen.

V. Mit einem Schneebesen die Suppe noch einmal ordentlich verquirlen bevor sie dann schlussendlich mit ein wenig Salz und Pfeffer abgeschmeckt wird.

VI. Beim Servieren die Suppe mit ein wenig der Kräuter in gehackter Form bestreuen.

Chop Suey

Eine abwechslungsreiche Vorspeise, die gerade im asiatischen Bereich gerne gegessen wird.

Schwierigkeitsgrad: mittel
Portionen: 2
Zubereitungsdauer: 20 Minuten

Zutaten

30 g	Zuckerschoten
60 g	Mungobohnenkeimlinge
60 ml	Gemüsebrühe
½ Teelöffel	Ingwer
1 Teelöffel	brauner Zucker
1 Esslöffel	Erdnussöl
1 Esslöffel	Sojasauce
½	Fenchelknolle
½	Karotte
½	Paprikaschote, gelb
½	Paprikaschote, rot
½	Zucchini
½	Zwiebel
1 ½	Knoblauchzehen

Zubereitung

I. Mit der Vorbereitung der Gemüsesorten beginnen. Dafür erst einmal die Paprikaschoten von ihrem Kerngehäuse und allen Kernen befreien. Dann die Paprika sowie den Fenchel und die Zucchini in dünne Streifen oder auch dünne Scheiben schneiden. Die Zwiebel schälen und in acht gleich große Stücke schneiden, die Zuckererbsen schräg durchschneiden um das Oberflächenvolumen zu vergrößern. Den Knoblauch ebenfalls schälen und fein hacken – gleiches mit dem Ingwer wiederholen.

II. Das Öl in einen Wok gießen und erhitzen, dann den gehackten Knoblauch und den gehackten Ingwer in den Wok geben und für einen kurzen Augenblick anbraten. Dann die Zwiebelstücke mit in den Wok geben und für rund 1 Minute mit anbraten.

III. Erst danach die vorbereiteten Gemüsesorten – also die Karotte, den Fenchel, die Paprika, die Zucchini sowie die Zuckererbsen – hinzugeben und ebenfalls etwa 2 Minuten lang braten.

IV. Anschließend noch die Bohnensprossen mit in den Wok geben und die Gemüsebrühe, die Sojasauce sowie den Zucker ordentlich unterrühren.

V. Den Wok Inhalt dann auf niedriger Hitze für circa 2 bis 3 Minuten vor sich hin köcheln lassen – dabei sollte die Konsistenz des Gemüses weicher werden und alles gut mit der Sauce bedeckt sein.

VI. Zuletzt alles in Schälchen anrichten und servieren.

Curry-Bananensalat

Sowohl als Beilage zum Hauptgang als auch als Vorspeise ist der Curry-Bananensalat eine nicht zu verkennende afrikanische Spezialität.

Schwierigkeitsgrad: leicht
Portionen: 2
Zubereitungsdauer: 20 Minuten
Koch-/Backzeit: 60 Minuten

Zutaten

8 g	Senf
120 ml	Sonnenblumenöl
1 Teelöffel	Currypulver
1 Teelöffel	Marillenmarmelade
1 Esslöffel	Zitronensaft
½ Bund	Blattsalat
½	unbehandelte Zitrone
2	Eigelb
3	Bananen

Zubereitung

I. Die Zitronenschale mithilfe eines Hobels von der Zitrone abreiben und den Rest der Zitrone mit einer Zitronenpresse entsaften. Sowohl den Zitronenabrieb als auch den Zitronensaft mit dem Eigelb und dem Senf zu einer homogenen Flüssigkeit verrühren.

II. Unter permanentem Rühren dann das Öl beimischen und dabei darauf achten, dass nicht sofort das gesamte Öl hinzugegeben, sondern in einem gleichmäßigen, langsamen Fluss beigemischt wird – dabei sollte sich eine insgesamt relativ glatte Konsistenz ergeben. Diese dann mit dem Salz und dem Pfeffer würzen.

III. Im Anschluss sowohl das Currypulver als auch die Marillenmarmelade mit hinzugeben und ordentlich unterrühren.

IV. Die Bananen schälen und in Scheiben schneiden, diese dann ebenfalls zu den anderen Zutaten geben und dann für etwa eine Stunde zum Ziehen in den Kühlschrank stellen. So haben die Zutaten die Möglichkeit ihr volles Aroma zu entfalten, sodass der Salat noch besser schmeckt.

V. Nach einer Stunde Ziehzeit den Salat wieder aus dem Kühlschrank nehmen und anrichten – dafür zunächst ein Blatt Eisbergsalat auf einem Teller platzieren und darauf dann den Salat verteilen.

Erdnusseintopf afrikanischer Art

Ein ungewöhnlicher Eintopf, der durch seinen Erdnussgeschmack in Kombination mit Möhren und Paprika besticht. Perfekt zu Reis oder Baguette.

Schwierigkeitsgrad: mittel
Portionen: 2
Zubereitungsdauer: 20 Minuten
Koch-/Backzeit: 25 Minuten

Zutaten

125 ml	Gemüsebrühe
¼ Teelöffel	Paprikapulver
½ Teelöffel	Thymian
1 Teelöffel	Cayennepfeffer
½ Esslöffel	Senf
½ Esslöffel	Kreuzkümmel
2 Esslöffel	Erdnussbutter
½ kl. Dose	Kidneybohnen
½ Dose	Mais
½ Packung	passierte Tomaten
¼	Weißkohl
½	Paprikaschote
½	Zwiebel
1	Möhre
	Mango Saft
	Salz
	Pfeffer

Zubereitung

I. Zunächst die Zutaten vorbereiten – dafür den Kohl sowie die Möhren, Paprikaschoten und Zwiebeln schälen, putzen und in kleine Stücke schneiden.

II. In einem Topf unterdessen die Möhren und den Weißkohl bei mittlerer Hitze vorkochen – dann erst einmal wegstellen.

III. Während das Gemüse vorkocht können bereits die anderen beiden vorbereiteten Zutaten in heißes Öl angebraten und mit dem Cayennepfeffer, Kreuzkümmel und Senf gewürzt werden. Alles für eine kurze Zeit zusammen braten lassen.

IV. Dazu dann die passierten Tomaten sowie die Brühe geben und weitere 5 Minuten mitkochen lassen.

V. Im Anschluss die Erdnussbutter unterrühren und mit dem Paprikapulver sowie Thymian abschmecken.

VI. Den Mais und die Kidneybohnen abgießen, kurz abwaschen und zusammen mit den Möhren und dem Weißkohl ebenfalls in den Topf geben und für eine Weile weiterkochen lassen. Dabei ist allerdings Vorsicht geboten, da das Gericht bei diesem Schritt schnell ansetzen kann.

VII. Zuletzt den Mango Saft, den Cayenne- sowie den normalen Pfeffer und das Salz hinzugeben, den Eintopf noch einmal abschmecken und nach Belieben nachwürzen.

Fruchtige Bananen-Kokosnuss-Suppe mit Avocado Spießchen

Vor allem im Sommer ist diese leichte, fruchtige Suppe eine willkommene Abwechslung.

Schwierigkeitsgrad: mittel
Portionen: 2
Zubereitungsdauer: 10 Minuten

Zutaten

50 ml	leichte Gemüsebrühe
100 ml	Orangensaft
½ Esslöffel	Paprikapulver, edelsüß
½ Esslöffel	Curry
1 Esslöffel	Crème fraîche
1 ½ Esslöffel	Sojasauce
½ Dose	Kokosmilch (400 Milliliter Füllmenge)
1 Stängel	Lauchzwiebel
¼	reife Avocado
½	Paprikaschote (rot/gelb)
½	Chilischote
1	Knoblauchzehe
1 ½	Bananen
etwas	Öl
	Salz
	Pfeffer

Zubereitung

I. Als erstes die Schale vom Knoblauch entfernen. Die Chilischote, die Paprika sowie die Lauchzwiebel mit lauwarmen Wasser abspülen und anschließend putzen.

II. Das Gemüse klein schneiden und in einem Topf mit heißem Fett ordentlich kochen.

III. Dem Gemüse die flüssigen Zutaten – Kokosmilch, Orangensaft, Gemüsebrühe sowie Sojasauce – hinzugeben und für rund 10 Minuten auf niedriger Stufe köcheln lassen.

IV. Währenddessen die Banane halbieren – die eine Hälfte zur Seite stellen und die andere Hälfte in dünne Scheiben schneiden. Die übriggebliebene Banane in kleine Stücke schneiden und zum Topfinhalt geben.

V. Die Gewürze und das Crème fraîche ebenfalls in den Topf geben und unterrühren. Das Ganze anschließend zu einer einheitlichen Suppe pürieren.

VI. Zuletzt noch die Avocado in Streifen schneiden und im Wechsel mit den beiseite gestellten Bananenscheiben auf einen Spieß schieben – diesen zusammen mit der Suppe servieren.

Gemüse-Reis Thai Art

Aus dem asiatischen Raum ist gebratener Reis weitläufig bereit – hier in einer Version mit einer Gemüsevielfalt.

Schwierigkeitsgrad: leicht
Portionen: 2
Zubereitungsdauer: 40 Minuten

Zutaten

7,5 g	Ingwer
25 g	Kokosflocken oder Kokoschips
50 g	rote Paprika
50 g	Zucchini
75 g	Karotten
75 g	Pak Choi
75 g	Weißkohl
125 g	Thai Reis oder Jasminreis
50 ml	Gemüsebrühe
½ Teelöffel	Salz
¼ Bund	Koriander
¼ Bund	Lauchzwiebeln
½	Limette
1 ½	Knoblauchzehen
	Szechuan-Pfeffer

Zubereitung

I. Zunächst damit beginnen den Reis nach Packungsanweisung zuzubereiten und eine halbe Knoblauchzehe hinzugeben.

II. Während der Reis mit dem Knoblauch körnig gart, die weiteren Zutaten vorbereiten. Die Karotten und den Weißkohl dafür schälen und mithilfe eines Sparschälers oder einem Spiralschneider in dünne Streifen schneiden, den Pak Choi und die Zucchini unterdessen in Würfel und die Paprika in halbe Ringe kleinschneiden. Den Ingwer des Weiteren schälen, die Knoblauchzehe häuten und beides hacken.

III. Anschließend die Gemüsesorten in einen Topf geben und für rund 8 Minuten gemeinsam mit dem Ingwer und dem Knoblauch in heißem Öl kochen.

IV. Die Kokosflocken beziehungsweise Kokoschips in einer Pfanne anbraten – dabei allerdings kein Öl oder sonstiges Fett nutzen.

V. Den Saft aus der Limette pressen und mit der Gemüsebrühe vermengen.

VI. Den gekochten Reis aus dem Topf nehmen und zum Gemüse in den Topf geben – mitbraten und die angerührte Limetten-Gemüsebrühe hinzugießen. Das Ganze salzen und pfeffern.

VII. Lauchzwiebeln in feine Stücke hacken und zusammen mit Korianderblättern als Garnitur servieren.

Gurkenpasta mit Joghurt-Dill-Dressing (Low Carb)

Eine gesunde und kohlenhydratarme Alternative zu herkömmlichen Spagetti sind Spagetti aus Gurken – hier mit einem leckeren Joghurt-Dill-Dressing zubereitet.

Schwierigkeitsgrad: leicht
Portionen: 2
Zubereitungsdauer: 10 Minuten

Zutaten

100 g	Naturjoghurt
1 Teelöffel	rosa Pfefferbeeren
1 Esslöffel	Zitronensaft
1 Zweig	Dill
1	Salatgurke
	Salz
	Pfeffer

Zubereitung

I. Mit der Zubereitung der Gurkenpasta beginnen. Dafür zunächst die Gurke gründlich unter fließendem, lauwarmen Wasser abwaschen und im Anschluss mithilfe eines Spiralschneiders zu Spagetti verarbeiten. Diese dann zum Abtropfen auf einem Küchenpapier ausbreiten.

II. Unterdessen den Zitronensaft mit dem Naturjoghurt verrühren bis sich eine glatte, cremige Konsistenz ergibt.

III. Den Dill im Anschluss abwaschen und vom Zweig zupfen, den abgezupften Dill dann mit dem Joghurt vermengen und mit dem Salz sowie dem Pfeffer würzen.

IV. Die Gurkenpasta abschließend auf einem Teller drapieren und das Joghurt-Dill-Dressing darüber verteilen.

Herbstsüppchen mit Kastanien und Kürbis

Gerade in der etwas kälteren Jahreszeit sind Suppen ein Beliebtes Gericht – hier gibt es eine Suppe der asiatischen Küche, welche begleitet von einem Riesling oder Grauburgunder direkt noch besser schmeckt als sie es ohnehin bereits tut.

Schwierigkeitsgrad: leicht
Portionen: 6
Zubereitungsdauer: 60 Minuten
Koch-/Backzeit: 30 Minuten

Zutaten

20 g	Butterschmalz
30 g	Ingwer
250 g	Kastanien
1500 g	Hokkaido-Kürbis
6 ml	Wermut
200 ml	Weißwein, halbtrocken (Riesling)
250 ml	Sahne
1 ½ Liter	Gemüsebrühe
1 Prise	Muskat
1 Prise	Salz
1 Prise	Pfeffer
1 Messerspitze	geriebene Zitronenschale
¼	Knoblauchzehe
6	Zwiebeln

Zubereitung

I. Den Kürbis in Würfel schneiden, die etwa eine Größe von 2 Zentimetern besitzen. Den Knoblauch und die Zwiebeln schälen und ebenfalls würfeln. Die Knoblauch-, Kürbis- und Zwiebelwürfel in eine Pfanne geben und im Butterschmalz anbraten bis der Knoblauch und die Zwiebeln beginnen, glasig zu werden.

II. Dann den Wermut hinzugeben und alles mit der Gemüsebrühe ablöschen – das Ganze ein wenig vor sich hin köcheln lassen.

III. Unterdessen den Ingwer schälen und fein reiben, dann zu den anderen Zutaten in die Pfanne geben. Die Herdplatte auf niedrige Hitze umstellen und für weitere 25 Minuten kochen.

IV. In der Zwischenzeit die Kastanien in einer kleinen Menge Öl anbraten und nach der Garzeit der Zutaten in der Pfanne dort hinzugeben und unterrühren.

V. Anschließend den Weißwein hinzugießen und noch einmal für 5 Minuten köcheln lassen.

VI. Mit einem Pürierstab dann den Pfanneninhalt zu einer Suppe verarbeiten, welche mit dem Muskat sowie dem Salz und dem Pfeffer gewürzt wird.

VII. Die Suppe in die zu servierenden Schälchen umfüllen und mit der abgeriebenen Zitronenschale und der Sahne veredeln.

Kartoffelsalat Mediterrana (Low Carb)

Kartoffelsalat wie man ihn in der traditionellen Weise kennt mit Mayonnaise und vielen Kohlenhydraten wird hier zu einem echten Schlankmacher. Dieser Kartoffelsalat enthält nicht nur wenige Kohlenhydrate, sondern ist durch die Verfeinerung mit Oliven und Rucola einmal eine echte Abwechslung zum Standard-Kartoffelsalat.

Schwierigkeitsgrad: leicht
Portionen: 2
Zubereitungsdauer: 70 Minuten

Zutaten

65 g	Rucola
125 g	Kirschtomaten
500 g	Kartoffeln, festkochend
125 ml	Gemüsebrühe
1 ½ Esslöffel	Pinienkerne
2 Esslöffel	Olivenöl
3 ½ Esslöffel	Weißweinessig
¼ Bund	Basilikum
½	Knoblauchzehe
2 ½	getrocknete Tomaten
8	schwarze Oliven, entstein
	Salz
	Pfeffer

Zubereitung

I. Zunächst die Kartoffeln in einen Topf mit Salzwasser geben und für etwa 20 Minuten kochen bis die Kartoffeln gar sind. Das Salzwasser dann weggießen und die Kartoffeln ein wenig zum Abkühlen an die Seite stellen.

II. In der Zwischenzeit den Knoblauch schälen und in feine Stückchen hacken. Sobald dann die Kartoffeln abgekühlt sind, diese pellen und dann in dünne Scheiben kleinschneiden.

III. Die Gemüsebrühe dann in einem Topf zusammen mit 2 Esslöffeln des Essigs und den Knoblauchstückchen ein wenig anwärmen, dann mit dem Salz sowie dem Pfeffer verfeinern bevor das Ganze dann für eine halbe Stunde über die Kartoffeln gegossen und diese dann darin ziehen gelassen werden.

IV. Unterdessen die Kirschtomaten gründlich unter fließendem, lauwarmen Wasser abspülen, dann in zwei Hälften schneiden und den Strunk der Tomaten entfernen. Diese sowie die getrockneten Tomaten dann in kleine Stücke schneiden.

V. Den Rucola anschließend ebenfalls gründlich abspülen und dann trocknen, gleiches mit dem Basilikum wiederholen – dessen Blätter jedoch dann fein zerhacken. Dann die Oliven in zwei Hälften schneiden und die Pinienkerne mit einer kleinen Menge heißen Öls in einer Pfanne anrösten.

VI. Die Pinienkerne wieder aus der Pfanne nehmen und eine kleine Menge davon sowie vom gehackten Basilikum beiseitestellen. Den Rest der Zutaten dann zu den Kartoffeln dazugeben und alles vorsichtig miteinander vermischen.

VII. Den verbliebenen Essig mit dem Öl verrühren und mit unter den Salat heben. Den Kartoffelsalat abschließend noch einmal mit Salz sowie dem Pfeffer abschmecken bevor er dann mit den beiseite gestellten Pinienkernen und dem gehackten Basilikum serviert wird.

Limettensüppchen mit Tofu

Eine gerne servierte Vorspeise in Asien ist das Limettensüppchen, welches nach den persönlichen Vorlieben ganz individuell mit den unterschiedlichen Gemüsesorten angepasst werden kann.

Schwierigkeitsgrad: leicht
Portionen: 2
Zubereitungsdauer: 25 Minuten

Zutaten

150 g	Bambussprossen
400 g	Tofu
165 ml	Kokosmilch
400 ml	Gemüsebrühe
2 Esslöffel	Olivenöl
1 Paket	WanTan
1 Dose	Strohpilze
1 Bund	Kerbel
1 Prise	Chilipulver
1 Prise	Pfeffer
1	Limette
3	Knoblauchzehen
8	Cherrytomaten
	Chinesische Gewürzmischung

Zubereitung

I. Die Knoblauchzehen zuerst schälen, dann zerhacken und mit Pfeffer in einer Pfanne mit heißem Öl anbraten bis die gehackten Knoblauchstücken beginnen glasig zu werden.

II. Im Anschluss den Tofu in Würfel schneiden und ihn dann mit in die Pfanne geben, dabei permanent umrühren und solange mit in der Pfanne braten, bis der Tofu eine leichte Bräunung aufweist.

III. Unterdessen die WanTans nach den Packungsangaben zubereiten.

IV. Den Bambus in dünne Streifen mit der Länge eines Streichholzes zurechtschneiden und diese dann zum gebräunten Tofu und glasigem Knoblauch in die Pfanne geben. Den Pfanneninhalt danach mit der chinesischen Gewürzmischung würzen.

V. Die Limette aufschneiden und mithilfe einer Zitronenpresse entsaften. Den Limettensaft dann zusammen mit der Kokosmilch in die Pfanne geben, mit den anderen Zutaten verrühren und mit einer Prise Chilipulver verfeinert. Erst dann die Gemüsebrühe aufgießen.

VI. Den Strunk der Cocktailtomaten herausschneiden und zum heißen Pfanneninhalt hinzugeben. Den Kerbel gründlich putzen und ebenfalls in die Pfanne geben – ein wenig dabei zurückhalten um ihn später als Garnitur zu verwenden.

VII. Die Zutaten in der Pfanne solange vor sich hin köcheln lassen bis die Flüssigkeit etwas verdampft ist. Dann die abgelöste Tomatenhaut aus der Pfanne entfernen.

VIII. Die Strohpilze abgießen, ein wenig abtropfen lassen und vierteln. Die geviertelten Pilzstücke zusammen mit den vorbereiteten WanTans in die Pfanne geben – alles noch einmal abschmecken, dann in Schälchen geben und mit ein wenig Kerbel garnieren.

Linsenbällchen

Eine beliebte Vorspeise der asiatischen Küche sind Linsenbällchen – ob kalt zur Jause oder warm zu Gemüse und verschiedenen Saucen.

Schwierigkeitsgrad: mittel
Portionen: 2
Zubereitungsdauer: 25 Minuten

Zutaten

125 g	Vollkorn Couscous
250 g	rote Linsen
1 Teelöffel	Fünf-Gewürz-Pulver
2 Esslöffel	Sojasauce
1	unbehandelte Zitrone
1	Zwiebel
3	Frühlingszwiebeln
	Sesamöl
	Olivenöl
	Salz

Zubereitung

I. Mit der Zubereitung der Linsen beginnen – diese zunächst unter fließendem, lauwarmem Wasser gründlich abspülen und dann in einem Topf mit circa 600 Millilitern Wasser aufkochen. Sobald sich ein Schaum beginnt zu bilden sollte dieser abgeschöpft werden. Die Herdplatte dann auf niedrige Hitze stellen und die Linsen im Topf für gut 20 bis 25 Minuten kochen lassen, sodass die Linsen eine weiche Konsistenz entwickeln.

II. Dann den Couscous in eine Schüssel geben und die weich gekochten Linsen hinzufügen. Beides gut miteinander mischen und anschließend für etwa 30 Minuten beiseite stellen, sodass sich der Couscous mit der Flüssigkeit der Linsen vollsaugen kann.

III. Während der Ruhezeit des Couscous die Zwiebeln schälen und in feine Stücke hacken, diese dann in einer Pfanne mit heißem Olivenöl glasig braten – dabei darauf Acht geben, dass die Zwiebeln nicht braun werden.

IV. Sobald der Couscous sich eine halbe Stunde mit der Flüssigkeit vollgesaugt hat, die glasig gebratenen Zwiebeln hinzugeben und alles miteinander verrühren.

V. Die Frühlingszwiebeln gut abwaschen, in feine Stücke kleinhacken und ebenfalls zu den anderen Zutaten in die Schüssel geben – auch die Frühlingszwiebeln gut untermengen. Den Schüsselinhalt im Anschluss mit dem Fünf-Gewürz-Pulver, dem Salz sowie der Sojasauce und dem Sesamöl abschmecken.

VI. Die Zitrone ordentlich abwaschen, dann ihre Schale mithilfe einer Reibe abhobeln – den Abrieb mit in die Schüssel geben. Den Rest der Zitrone aufschneiden und mit einer Zitronenpresse entsaften, mit dem Saft den Schüsselinhalt noch einmal abschmecken.

VII. Die Couscous-Linsen-Mischung dann in Bällchen in etwa der Größe einer Pflaume zurecht formen – wiederholen bis die gesamte Mischung verbraucht ist. Die Bällchen auf ein mit Backpapier ausgelegtes Backblech legen und für rund 10-15 Minuten bei 180°C Umluft in den Backofen schieben. Dabei sollen die Bällchen nicht braun werden, sondern nur trocknen, damit sie sich später besser anfassen lassen.

VIII. Nach der Backzeit die Bällchen aus dem Backofen nehmen, abkühlen lassen und im Kühlschrank aufbewahren.

Panzanella

Eine traditionelle Vorspeise der italienischen Küche ist Panzanella – ein Brotsalat mit verschiedenen Gemüsesorten der super als Resteverwertung genutzt werden kann.

Schwierigkeitsgrad: leicht
Portionen: 2
Zubereitungsdauer: 35 Minuten

Zutaten

50 g	Feta
40 ml	Rotweinessig
50 ml	Olivenöl
½ Esslöffel	Öl
½ Bund	Basilikum
½ Bund	Rucola
½	Olivenbrot
½	Paprika, gelb
½	Paprika, grün
½	Paprika, rot
½	Zitrone
1	Zucchini
1 ½	Tomaten
2	Kapernbeeren
4	Kalamata Oliven
	Salz
	Pfeffer

Zubereitung

I. Als erstes den Grill auf mittlerer Hitze vorheizen.

II. Unterdessen damit beginnen, die Kapern sowie die Oliven zu entkernen beziehungsweise zu entsteinen, die Stiele zu entfernen und in feine Stücke zu hacken.

III. Im Anschluss das Basilikum, die Paprika, den Rucola, die Tomaten sowie die Zucchini unter fließendem, lauwarmen Wasser abspülen und dann das letzte Stück des Rucolas zu entfernen und die Blätter des Basilikums vom Stiel zu entfernen.

IV. Den Strunk der Tomaten entfernen und diese dann in zwei Hälften teilen. Die Paprika hingegen jeweils vierteln und ihr Kerngehäuse herausschneiden. Die Zucchini in feine Scheibchen schneiden und im Anschluss das Olivenbrot nach der Anweisung auf der Verpackung aufbacken. Das Brot nach dem Aufbacken dann der Länge nach aufschneiden und so in zwei Hälften teilen.

V. Dann den Rost des Grills mit einer kleinen Menge des Öls bepinseln, darauf dann das Gemüse und auch das gebackene Brot von beiden Seiten gleichmäßig angrillen. Dabei bereits ein wenig mit dem Salz und dem Pfeffer würzen.

VI. Sobald das Brot gleichmäßig gegrillt ist, dieses in relativ grobe Brotstücke reißen und in eine Schüssel geben. Das fertig gegrillte Gemüse im Anschluss dann ebenfalls mit in die Schüssel geben und abschließend das Basilikum, den Essig, die gehackten Kapern, die Oliven, den Rucola sowie den Zitronenabrieb vernünftig unterrühren. Noch einmal mit Salz und Pfeffer abschmecken um den Panzanella dann mit Feta bestreut zu servieren.

Paprikasuppe (Low Carb)

Ein leckeres und vor allem auch gesundes Gericht ist diese kohlenhydratarme Paprikasuppe, die mit Feta verfeinert zu einer geschmackvollen Mahlzeit wird.

Schwierigkeitsgrad: mittel
Portionen: 2
Zubereitungsdauer: 50 Minuten

Zutaten

500 g	gelbe Paprikaschoten
100 ml	Schlagsahne
400 ml	Gemüsebrühe
1 Esslöffel	Olivenöl
2 ½ Esslöffel	Fetakäse
1	Knoblauchzehe
1	Zwiebel
	Salz
	Pfeffer

Zubereitung

I. Die Paprika als erstes vierteln, entkernen und anschließend in Stückchen schneiden.

II. Danach den Knoblauch sowie die Zwiebel klein hacken.

III. Das Olivenöl in einen Topf geben und erhitzen. Die Paprika, Zwiebel und den Knoblauch hinzugeben und für einen kurzen Moment anschwitzen.

IV. Die Brühe und die Sahne zum Ablöschen mit in den Topf gießen und dort 20 Minuten lang kochen lassen.

V. Im Anschluss die Suppe mithilfe eines Pürierstabs stampfen und noch einmal aufkochen.

VI. Die erneut aufgekochte Suppe mit Salz und Pfeffer würzen und beim Anrichten mit zerkrümeltem Feta garnieren.

Ras el Hanout

Eine leckere, gesunde Vorspeise der afrikanischen Küche.

Schwierigkeitsgrad: mittel
Portionen: 2
Zubereitungsdauer: 15 Minuten

Zutaten

25 g	Butter
500 g	Karotten
60 ml	Sahne
1 Esslöffel	Gewürzmischung (Ras el Hanout)
	Salz

Zubereitung

I. Zunächst die Karotten schälen und in dünne Scheibchen schneiden. Anschließend in einen Topf mit zerlassener Butter geben und bei kleiner Hitze vor sich hin dünsten lassen. Ab und an einmal durchrühren. Um ein Anbrennen zu verhindern kann auch eine kleine Menge Wasser hinzugegossen werden.

II. Sobald die Kartottenscheiben weich sind die Gewürzmischung hinzugeben und für weitere 2 Minuten im Topf zum Köcheln belassen.

III. Die Sahne untermischen, alles zusammen pürieren und nach Belieben salzen.

Tipp: Optimal wird dazu Fladenbrot gereicht.

Sommerröllchen mit Erdnussdip

Vor allem in Asien sind Summer Rolls eine überaus beliebte Speise.

Schwierigkeitsgrad: leicht
Portionen: 2
Zubereitungsdauer: 30 Minuten

Zutaten

2 Teelöffel	gehackte Chilischote
4 Teelöffel	Apfelessig
4 Teelöffel	geröstetes Sesamöl
6 Teelöffel	Erdnussbutter „crunchy“
2 Esslöffel	flüssiger Honig
4 Esslöffel	Sojasauce
2 Handvoll	frische Kräuter (Minze, Koriander etc.)
16 Blätter	Reispapier ø 10 Zentimeter
1	Orange
	frisches gemischtes Gemüse (Frühlingszwiebeln, Gurke, Möhren, Paprika, Rüben)
optional	essbare Blüten

Zubereitung

I. Mit der Zubereitung des Gemüses beginnen – dieses entweder mit einem Spiralschneider in dünne Streifen oder in Stifte schneiden.

II. Warmes Wasser in eine Schüssel geben und die Reispapierblätter jeweils für etwa 10 bis 15 Sekunden zum Einweichen in das Wasser tauchen – es sollte jedoch nicht so sehr durchweichen, dass es auseinanderfällt.

III. Das eingeweichte Reispapier anschließend auf einer sauberen Fläche ablegen und mit dem Gemüse, dem Chili, den Kräutern und den Blüten belegen – dabei zuerst die Mitte befüllen und nur rund ein Drittel der Gesamtfläche des Reispapiers belegen.

IV. Dann die Ränder der Blätter einschlagen und zusammenrollen.

V. Für den Erdnussdip die Erdnussbutter, den Apfelessig, den Honig, das Sesamöl, die Sojasauce sowie den Saft einer Orange in einen dichten Behälter füllen und ordentlich durchschütteln.

VI. Den Dip anschließend in ein Schälchen umfüllen und zusammen mit den Sommerröllchen servieren.

Tabolulé-Salat mit Petersilie und Tomate

Eine leckere afrikanische Vorspeise, die auch optimal zum Grillen gereicht werden kann.

Schwierigkeitsgrad: mittel
Portionen: 2
Zubereitungsdauer: 25 Minuten

Zutaten

40 ml	Weißwein- oder Sherryessig
½ Esslöffel	Honig
½ Esslöffel	Paprika- oder Tomatenflocken
1 Esslöffel	kaltgepresstes Öl
½ Bund	Petersilie
½ Handvoll	Minze oder Basilikumblätter
½ Prise	gemahlenen Zimt
1	rote Zwiebeln
4	Tomaten (400 Gramm)
nach Belieben	Kräuter nach Wahl
	Salz
	Pfeffer

Zubereitung

I. Zunächst die Zutaten vorbereiten – dafür die Zwiebeln häuten und in kleine Würfel schneiden, die Petersilie, die Minze- beziehungsweise Basilikumblätter sowie die Tomaten abwaschen – die Kräuter hacken, den Strunk der Tomate entfernen und in grobe Würfel schneiden.

II. Honig, Essig und Öl zusammen mit den Gewürzen und Kräutern vermischen und abschmecken. Anschließend der Mischung die Zwiebel- und Tomatenwürfel hinzufügen.

Tipp: Am besten kann man den Salat in Kombination mit Fladenbrot, Baguette oder auch Ciabatte reichen. Als Alternative können auch circa 2 Tassen Bulgur, Couscous oder Reis zubereitet und lauwarm unter den Salat gehoben werden. Anschließend für rund 20 Minuten ziehen lassen – erst im Anschluss die Tomatenwürfel hinzugeben und es dann servieren.

Tarte mediterraner Art

Eine würzige Tarte, welche sowohl kalt als auch warm schmeckt!

Schwierigkeitsgrad: mittel
Portionen: 6
Zubereitungsdauer: 30 Minuten
Koch-/Backzeit: 35 Minuten
Ruhezeit: 60 Minuten

Zutaten

Teig:

250 g	Mehl
4 Esslöffel	Olivenöl
4 Esslöffel	lauwarmes Wasser
1	Ei
	Salz

Belag:

150 Gramm	schwarze Oliven, entkernt
6 Zentiliter	Olivenöl
1 Teelöffel	frischen Thymian
1 große	Aubergine
2 große	Zwiebeln
6 kleine	Tomaten
4 kleine	Zucchini
2	Knoblauchzehen
	Salz
	Pfeffer

Zubereitung

I. Ofen auf 220°C vorheizen.

II. Für den Teig zunächst das Mehl mit dem Salz vermischen und anschließend das Ei, das Olivenöl sowie das lauwarme Wasser hinzugeben und die Masse ordentlich durchkneten.

III. Den Teig dann zu einer Kugel formen und in eine Schüssel geben, diese mit einem Tuch abdecken und das Ganze für rund eine Stunde bei Zimmertemperatur ruhen lassen.

IV. In der Zwischenzeit den Belag vorbereiten. Dafür die entkernten Oliven halbieren, die Aubergine halbieren und anschließend in kleine Stückchen schneiden, die Zwiebeln sowie den Knoblauch feinhacken, die Tomaten und Zucchini in dünne Scheiben schneiden.

V. Die Auberginenstücke, die Zwiebeln sowie den Knoblauch für rund 15 Minuten bei mittlerer Hitze kochen bis die Auberginenstückchen zu Mus werden. Im Mus verbliebene Stücke mit einer Gabel ebenfalls zu Mus zerdrücken. Dieses anschließend mit Salz und Pfeffer würzen und eine Hälfte des Thymians dem Auberginenmus beimengen.

VI. Ein Backblech mit Backpapier auslegen und auf diesem den Teig ausrollen. Dabei sollte eine nahezu quadratische Fläche in der Größe von etwa 30x35 Zentimetern entstehen.

VII. Der Tarte einen Rand formen und den vollständigen Teig mit einer Gabel einstechen. Auf dem eingestochenen Teig als erstes das Auberginenmus verteilen um ihn anschließend abwechselnd mit den Tomaten- sowie Zucchinischeiben Reihe für Reihe belegen. Die Oliven als Garnitur auflegen, den restlichen Thymian auf die Tarte streuen und leichte Oliventröpfen auf ihr verteilen.

VIII. Das Ganze dann für etwa 35 Minuten im vorgeheizten Ofen backen bis der Teig goldbraun wird.

Tomatensuppe mit Basilikum (Low Carb)

Eine leckere, leichte Vorspeise mit wenigen Kohlenhydraten. Für eine ausgewogene, gesunde Ernährung optimal geeignet.

Schwierigkeitsgrad: mittel
Portionen: 2
Zubereitungsdauer: 20 Minuten

Zutaten

10 g	Butter
400 g	Tomaten
125 ml	Gemüsebrühe
2 Teelöffel	Olivenöl
4 Blätter	Basilikum
½	Knoblauchzehe
½	Zwiebel
	Salz
	Pfeffer
	Zucker

Zubereitung

I. Zunächst die Tomate zubereiten – um die Haut besser lösen zu können, am Stielansatz in Kreuzform einschneiden und für kurze Zeit in kochendes Wasser geben. Danach mit kaltem Wasser abschrecken, die Haut ablösen und in Würfel schneiden.

II. Zwei der Basilikumblätter zusammen mit der Knoblauchzehe und der Zwiebel hacken. Sowohl die gehackte Knoblauchzehe als auch die Zwiebel in einen Topf mit zerlassener Butter kurz andünsten lassen.

III. Anschließend die Tomatenwürfel hinzugeben und für eine kurze Zeit mit im Topf belassen.

IV. Die Gemüsebrühe mit in den Topf gießen und für etwa 10 Minuten mit Deckel kochen.

V. Mithilfe eines Pürierstabs den Topfinhalt zu Suppe pürieren und in ein Sieb geben damit die groben Stückchen wie die Kerne der Tomaten und die Zwiebelstücke herausgefiltert werden.

VI. Die im ersten Schritt gehackten Basilikumblätter der Suppe unterrühren.

VII. Im Anschluss alles noch einmal ordentlich würzen und beim Anrichten jeweils einen Teelöffel sowie ein Basilikumblatt auf die Tomatensuppe legen.

Wraps mit Tomaten-Mozzarella-Pesto-Füllung (Low Carb)

Wraps sind schnell zubereitet – noch besser schmecken sie aber, wenn sie gesund sind und kaum Kohlenhydrate beinhalten – wie hier in diesem Rezept mit einer leckeren Füllung aus Tomaten und Mozzarella, was durch leckeres italienisches Pesto verfeinert wird.

Schwierigkeitsgrad: leicht
Portionen: 2
Zubereitungsdauer: 20 Minuten

Zutaten

50 g	Rucola
125 g	Mozzarella
1 Esslöffel	Frischkäse
1 Esslöffel	Pesto Verde
1 Zweig	Basilikum
2	Tomaten
2	Tortilla Wraps
	Balsamico Creme

Zubereitung

I. Die Tomaten unter fließendem Wasser abwaschen, ihren Strunk entfernen und dann das Fruchtfleisch in kleine Würfel schneiden. Den Mozzarella ebenfalls würfeln. Das Basilikum als erstes gründlich waschen und im Anschluss die Basilikumblätter vom Zweig zupfen. Den Rucola ebenfalls unter lauwarmem, fließendem Wasser abspülen und dann kleinschneiden.

II. Die Wraps in eine Pfanne geben und auf niedriger Hitze langsam ein wenig erwärmen.

III. In der Zwischenzeit das Pesto Verde mit dem Frischkäse zu einer cremigen Konsistenz verrühren.

IV. Die aufgewärmten Wraps aus der Pfanne nehmen und das im vorherigen Schritt angerührte Frischkäse-Pesto darauf verstreichen.

V. Als nächstes die vorbereiteten Zutaten, also die Mozzarella- und die Tomatenwürfel sowie den Rucola und das Basilikum, auf dem Wrap verteilen. Abschließend ein wenig der Balsamico Creme auf den Wrap träufeln bevor er dann zusammengerollt und zum Servieren in zwei Hälften geschnitten wird.

– Vegetarische Rezepte –

Mittagessen

Chili Sin Carne (Low Carb)

Das traditionelle mexikanische Gericht wird in dieser Variante ohne Fleisch und dafür mit Auberginen und Harissa zubereitet – ein Klassiker also mit einer geschmackvollen Schärfe. Optimal zum Chili Sin Carne schmecken zum Beispiel Avocado oder Maistortilla-Chips.

Schwierigkeitsgrad: leicht
Portionen: 2
Zubereitungsdauer: 20 Minuten
Koch-/Backzeit: 50 Minuten

Zutaten

50 g	Sojageschnetzeltes
1 Teelöffel	Harissa
1 Esslöffel	Curry
1 Esslöffel	Olivenöl
1 Esslöffel	Tomatenmark
½ Dose	Kidneybohnen
½ Dose	Tomaten
½	Aubergine
½	Gemüsezwiebel
½	Paprika
½	Zitrone
1	Möhre
1 ½	Knoblauchzehen
	Gemüsebrühe
	Salz

Zubereitung

I. Damit beginnen das Geschnetzelte wie nach Herstellerangaben auf der Verpackung beschrieben in der Brühe einzuweichen.

II. Unterdessen die Möhre, den Knoblauch und die Zwiebel zu schälen und klein zu würfeln. Die Paprika unter fließendem, lauwarmen Wasser abspülen und ebenfalls klein würfeln.

III. Das Olivenöl in eine ofenfeste Pfanne geben, erhitzen und in das heiße Öl dann das Currypulver, die Harissa sowie das Tomatenmark geben, unterrühren und für einen Moment anbraten lassen. In die Gewürzmischung dann das vorbereitete Gemüse geben und dieses mit anbraten.

IV. Das Sojageschnetzelte aus der Brühe nehmen, ein wenig ausdrücken und zum Gemüse in die Pfanne geben. Alles miteinander verrühren und solange braten lassen, bis die Flüssigkeit vollständig verdampft ist. In der Zwischenzeit bereits den Backofen auf 200°C vorheizen.

V. Die Kidneybohnen in ein Sieb abgießen und gründlich mit Wasser abspülen, dann mit in die Pfanne geben. Die Aubergine ebenfalls abwaschen und in relativ breite Scheiben schneiden. Die Dosentomaten bereits noch in der Dose ein wenig zerkleinern bevor die Hälfte von ihnen mit in die Pfanne gegeben wird.

VI. Die dicken Auberginenscheiben über dem Gemüse in der Pfanne verteilen und mit Salz würzen. Im Anschluss ein wenig des Currypulvers über das gesamte Gemüse streuen.

VII. Die Zitrone aufschneiden und mithilfe einer Zitronenpresse entsaften. Den Zitronensaft dann zusammen mit einer kleinen Menge des Olivenöls ebenfalls über dem Gemüse in der Pfanne verteilen bevor die restlichen Tomaten aus der Dose mit in die Pfanne gegeben werden.

VIII. Das Ganze im Anschluss mit Wasser aufgießen – dabei sollte der Boden vollständig mit Wasser bedeckt sein. Abschließend die Pfanne für rund 45-50 Minuten in den vorgeheizten Ofen geben und backen bis die Auberginenscheiben eine zarte Konsistenz entwickelt haben und auch das restliche Gemüse gar ist.

Couscous-Pfanne

Gerade in der orientalischen Küche ist Couscous ein weit verbreitetes Gericht – hier in der Variante ist ein schmackhafter Schmand-Dip dabei, der das Gericht perfekt ergänzt.

Schwierigkeitsgrad: mittel
Portionen: 2
Zubereitungsdauer: 70 Minuten

Zutaten

Couscous:

200 g	Brokkoli
200 g	Couscous
400 ml	Orangensaft
1 Esslöffel	Olivenöl
1	Frühlingszwiebel
	Currypulver
	Salz
	Pfeffer

Dip:

2 Esslöffel	Schmand
1	Abrieb einer unbehandelten Limette
	Salz
	Pfeffer

Zubereitung

I. Damit beginnen den Orangensaft in einem Topf zusammen mit den Gewürzen aufzukochen.

II. Den Couscous in eine Schüssel geben, mit der Orangensaftwürzung übergießen und mit einem Tuch abgedeckt für rund 10 Minuten quellen lassen.

III. Die Röschen vom Brokkoli abtrennen und in Salzwasser aufkochen.

IV. Rapsöl in eine Pfanne geben, erhitzen und die Röschen zusammen mit dem gequollenen Couscous braten.

V. Für den Dip den Schmand in einer Schüssel mit dem Salz und Pfeffer würzen. Die Schale der Limette mit einem Hobel abreiben und den Abrieb in den Dip mischen.

VI. Die Lauchzwiebel in dünne Ringe schneiden und diese ebenfalls in den Schmand hineinrühren.

VII. Den Couscous aus der Pfanne nehmen sobald er kross ist und zusammen mit dem Brokkoli und dem Schmand-Dip anrichten.

Dinkelpasta mit Kokosmilch und Wok-Gemüse

In der asiatischen Küche ist Kokosmilch quasi ein Grundnahrungsmittel – in Kombination mit Gemüse aus dem Wok und schmackhaften, gesunden Nudeln ergibt sich ein unkompliziertes und schmackhaftes Hauptgericht.

Schwierigkeitsgrad: leicht
Portionen: 2
Zubereitungsdauer: 50 Minuten
Koch-/Backzeit: 20 Minuten

Zutaten

50 g	Zuckerschoten
60 g	Möhren
75 g	Shiitake-Pilze
90 g	Zwiebeln
150 g	Dinkelnudeln
200 ml	Kokosmilch
½ Teelöffel	Sesamöl
1 Teelöffel	rote Currypaste
4 Esslöffel	Öl
½ Bund	Koriandergrün
½	unbehandelte Limette
½	Paprika, gelb
½	Paprika, rot

Zubereitung

I. Damit beginnen die Paprika zunächst unter fließendem, lauwarmen Wasser gründlich abspülen, in vier gleichgroße Stücke schneiden und dabei das Kerngehäuse samt der Kerne entfernen. Die Paprikastücke dann in dünne Streifen schneiden.

II. Die Pilze mit einem Pinsel vorsichtig putzen oder mit Wasser vorsichtig abspülen, dann die Pilzstiele abschneiden und die Pilzköpfe je nach Größe vierteln oder auch halbieren.

III. Die Zuckerschoten der Länge nach wie die Paprikastücke auch in dünne Streifen kleinschneiden. Die Möhren dann mit einem Sparschäler schälen und diagonal in dünne Scheibchen schneiden.

IV. Im Anschluss die Zwiebeln schälen und in feine Streifen schneiden. Die Limettenschale mithilfe eines Hobels abreiben, dann die Limette aufschneiden und mit einer Zitronenpresse entsaften.

V. Die Kokosmilch dann mit der Currypaste, dem Sesamöl und der halben Menge des Koriandergrüns vermischen. Auf mittlerer Hitze solange kochen, bis sich die Füllmenge etwa halbiert hat – sobald dies der Fall ist den Topfinhalt mit einem Pürierstab zu einer homogenen Sauce verarbeiten. Den Limettenabrieb sowie ½ Esslöffel des Limettensaftes zur Sauce hinzugeben und unterrühren.

VI. Die Dinkelpasta anschließend wie auf der Packung beschrieben zubereiten – die Nudeln sollten allerdings noch eine bissfeste Konsistenz besitzen bevor sie dann in einem Sieb abgegossen werden. Beim Abgießen sollten etwa 75 Milliliter des Pasta Wassers aufgefangen werden. Die fertige Pasta dann mit ½ Esslöffel Öl verrühren um ihnen die Haftung zu nehmen.

VII. Das Nudelwasser zusammen mit der Kokos-Currysauce vermischen und noch einmal aufkochen bis die Sauce eine sämige Konsistenz entwickelt.

VIII. In einem Wok dann für die Zubereitung des Gemüses Öl erhitzen, welches dann in eine Schüssel umgefüllt wird sobald das Öl kochend heiß ist – dieses wird dann während der Garzeit des Gemüses hin und wieder immer wieder ein wenig hinzugegeben.

IX. Die Hälfte der Möhren und Zwiebeln für rund 1 Minute scharf anbraten, dann auch eine Hälfte der Paprikas sowie der Zuckerschoten beifügen – diese ebenfalls für 1 bis 2 Minuten anbraten. Anschließend die Hälfte der Pilzstücke mit in den Wok geben, für 1 weitere Minute braten – abschließend dann das Salz sowie den Pfeffer hinzugeben.

X. Im nächsten Schritt die Hälfte der Dinkelpasta abnehmen und mit in den Wok geben – den gesamten Wok Inhalt dann mit einer geringen Menge des Limettensaftes sowie ein wenig Koriander vermischen.

XI. Das Gemüse aus dem Wok nehmen und die vorherigen Schritte beim übrig gebliebenen Gemüse wiederholen.

Gefüllte Paprika (Low Carb)

Gefüllte Paprikas sind nicht nur ein gesundes Gericht sondern durch das frische Gemüse, das pflanzliche Eiweiß und die beinhalteten gesunden Fette ein wirklicher Energielieferant.

Schwierigkeitsgrad: leicht
Portionen: 2
Zubereitungsdauer: 20 Minuten
Koch-/Backzeit: 15 Minuten

Zutaten

20 g	ganze Haselnüsse
50 g	Lauch
50 g	Sojageschnetzeltes
50 g	Tiefkühl-Erbsen
150 g	Gemüsebrühe
3 Esslöffel	Rapsöl
1	Knoblauchzehe
1	Zwiebel
2	rote Paprikas

Zubereitung

I. Zuerst die Brühe vorbereiten – diese dafür in heißem Wasser auslösen. In der Brühe dann das Sojageschnetzelte einweichen, dabei sollte es sich für rund 10 Minuten zum aufquellen in der Brühe befinden.

II. In der Zwischenzeit die Paprikaschoten unter fließenden, lauwarmen Wasser abspülen, den Deckel entfernen und das Kerngehäuse samt den Kernen herausschneiden. Dabei die Trennhäute nicht vergessen – die Paprikaschoten selbst allerdings unbedingt im Ganzen belassen und nicht aufschneiden.

III. Dann den Knoblauch sowie die Zwiebel schälen und in feine Stückchen zerhacken. Den Lauch ebenfalls unter fließendem Wasser abspülen und diesen dann in Lauchröllchen kleinschneiden.

IV. Nach den 10 Minuten dann das Geschnetzelte wieder aus der Brühe nehmen und ein wenig ausdrücken, sodass die überschüssige Flüssigkeit entfernt wird.

V. Das Rapsöl in einen Topf geben und erhitzen. Im heißen Öl dann die Lauchröllchen, den gehackten Knoblauch und die gehackten Zwiebeln sowie das Geschnetzelte unter permanentem Rühren für ein paar Minuten braten.

VI. Die Haselnüsse und die tiefgekühlten Erbsen dann mit in den Topf geben und für einige Zeit mitbraten – dabei das Ganze mit dem Salz und dem Pfeffer abschmecken.

VII. Die Paprikaschoten dann mit der Sojamischung aus dem Topf soweit wie nur möglich befüllen und im Anschluss der Paprika wieder den Deckel aufsetzen.

VIII. Die gefüllten Paprikaschoten im Anschluss in den Topf geben und die nicht verwendete Sojamischung um die Paprika herum im Topf verteilen.

IX. Ein wenig Wasser mit in den Topf geben um den Boden zu bedecken, so dann für rund 15 Minuten mit aufgesetztem Deckel garen lassen bis die Paprikaschoten eine relativ weiche Konsistenz entwickelt haben.

Gemüsepfanne mit Schafskäse nach griechischer Art (Low Carb)

Ein leckeres und gesundes Low Carb Rezept, welches ein wenig Abwechslung in den Speiseplan bringt.

Schwierigkeitsgrad: leicht
Portionen: 2
Zubereitungsdauer: 30 Minuten

Zutaten

200 g	Schafskäse
1 Esslöffel	Olivenöl
1	kleine Zwiebel
1	mittelgroße Zucchini
1	große Tomate
1	Knoblauchzehe
3	rote Paprika
	Salz
	Pfeffer

Zubereitung

I. Als erstes damit beginnen, die Zwiebeln in feine Streifen zu schneiden und die Tomaten zu würfeln. Beides im Anschluss dann in einer großen Pfanne mit heißem Öl anbraten.

II. Unterdessen bereits mit der Paprika und Zucchini weitermachen – diese zunächst waschen, die Paprika dann entkernen und beides in kleine Stücke schneiden.

III. Zwischendurch immer mal wieder nach den Zwiebeln in der Pfanne sehen. Sind diese dabei sich leicht bräunlich zu verfärben und der Saft der Tomaten größtenteils verdampft sein, so können der Knoblauch, die Zucchini- und die Paprikastücke mit in die Pfanne gegeben werden.

IV. Den Schafskäse würfeln und sobald die Paprika und die Zucchini gar sind und ihr Saft verdampft ist, zum Schmelzen bei niedriger Temperatur hinzugeben.

V. Als letztes mit Salz und Pfeffer würzen.

Karanteta

Dieses Gericht stammt aus Algerien und ist ein dort häufig gebackenes, sehr scharfes und vor allem einfaches Gericht.

Schwierigkeitsgrad: leicht
Portionen: 2
Zubereitungsdauer: 10 Minuten
Koch-/Backzeit: 45 Minuten

Zutaten

500 g	Kichererbsenmehl
1 Teelöffel	Harissa
1 Esslöffel	gemahlener Kreuzkümmel
1 Esslöffel	Salz
2 Liter	Wasser
1 Tasse	Sonnenblumenöl
2	Eier

Zubereitung

I. Zunächst den Backofen auf 190°C vorheizen.

II. Unterdessen alle Zutaten in einer Schüssel mithilfe eines Mixers bis zu einer glatten und schaumigen Konsistenz zu rühren.

III. Das Backblech mit dem Öl einfetten und den Schüsselinhalt auf das Blech gießen.

IV. Das Ganze für rund 45 Minuten in den Ofen geben und backen bis es eine goldbraune Farbe annimmt und beginnt zu stocken – dabei sollte eine Rührei-ähnliche Konsistenz.

Kartoffelpfanne

Wenn es einmal zum Mittag schnell gehen soll und darüber hinaus lecker und günstig sein soll, so ist die Kartoffelpfanne die perfekte Wahl.

Schwierigkeitsgrad: leicht
Portionen: 2
Zubereitungsdauer: 20 Minuten

Zutaten

100 g	geriebener Emmentaler
750 g	Kartoffeln
1 Dose	Tomaten
1 ½	Zwiebeln
	Salz
	Pfeffer
	gekörnte Gemüsebrühe
	Schnittlauch

Zubereitung

I. Zunächst die Kartoffeln schälen und anschließend in etwa 5 Millimeter dicke Scheiben schneiden. Die Zwiebel in zwei Hälften und dann in Streifen schneiden.

II. Die Kartoffelscheiben und Zwiebelstreifen für eine kurze Zeit in einer Pfanne mit heißem Öl anbraten.

III. Die Tomaten unterdessen in kleine Stücke schneiden und ihren Saft zu den Kartoffeln gießen. Das Ganze dann salzen und pfeffern.

IV. Für den Fall, dass der Tomatensaft alleine nicht ausreicht um das Anbrennen der Kartoffeln zu vermeiden, so einfach ein wenig Wasser und Bouillon hinzugießen.

V. Die Pfanne mit einem Deckel abdecken und etwa 20 Minuten vor sich hin köcheln lassen bis die Kartoffeln gar werden.

VI. Im Anschluss noch einmal abschmecken und gegebenenfalls nachwürzen.

VII. Danach den Käse über dem Pfanneninhalt verteilen und warten, bis er beginnt zu schmelzen.

VIII. Vor dem Servieren am besten noch ein wenig Pfeffer über den geschmolzenen Käse geben und zusätzlich klein geschnittenen Schnittlauch auf das Gericht streuen.

Kimchi

Das Traditionsgericht Kimchi wird aus sauer eingelegtem Gemüse zubereitet – die Grundbestandteile sind dabei vergorener Kohl, Möhren, Chinakohl und Rettich.

Schwierigkeitsgrad: leicht
Portionen: 2
Zubereitungsdauer: 35 Minuten
Ruhezeit: 120 Minuten

Wichtig: Mit der Zubereitung bereits einige Tage zuvor beginnen!

Zutaten

500 g	Chinakohl
½ Esslöffel	Meersalz
1 ½ Esslöffel	Petersilie
½	Ingwer
½	Knoblauchzehe
½	Rettich
¾	Chilischote
1 ½	Frühlingszwiebeln
1 ½	Möhren

Zubereitung

I. Zu Beginn das Gemüse gründlich unter fließenden, lauwarmen Wasser abspülen. Den Strunk des Chinakohls im Anschluss entfernen und die Möhren sowie den Rettich mit einem Sparschäler schälen und mithilfe eines Hobels in grobe Stückchen raspeln. Die Frühlingszwiebeln im Anschluss dann in dünne Streifen kleinschneiden, während der Chili in einem Mörser grob zermahlen wird.

II. Die vorbereiteten Zutaten in einer Schüssel dann für etwa 5 Minuten ordentlich kneten – dabei sollte sich mit der Zeit die Flüssigkeit aus den Gemüsesorten herausdrücken lassen. Ab diesem Zeitpunkt die Schüssel für rund 120 Minuten zur Seite stellen.

III. Im Anschluss das Gemüse dann in Schraubgläser schichten und den beiseite gestellten Gemüsesud über das Gemüse gießen. Das Glas dann zunächst erst einmal lediglich mit einem sauberen Geschirrtuch bedeckt für rund 3 bis 5 Tage im Raum stehen lassen. Hin und wieder einmal nachsehen, ob es unter Umständen nötig ist, ein wenig des Gemüsesuds nachzugießen oder ob noch genug Sud im Glas vorhanden ist. Sollten einige Gemüsestücke begonnen haben, sich an der Oberfläche schwimmend anzusammeln, so sollten diese umgehend entfernt werden.

IV. Nach einigen Tagen sollte das Kimchi einen säuerlichen Geschmack entwickeln haben – wenn dies der Fall ist, ist das Kimchi zum Umfüllen bereit. Das umgefüllte Kimchi dann im Kühlschrank aufbewahren und innerhalb von 3 Monaten verbrauchen.

Kohlrouladen

Die vegetarische Variante der klassischen Kohlroulade – in diesem Rezept anstatt mit Fleisch mit leckeren Linsen und Feta. Eine tolle Beilage zu diesem Gericht bildet ein Endiviensalat.

Schwierigkeitsgrad: leicht
Portionen: 2
Zubereitungsdauer: 45 Minuten

Zutaten

50 g	Feta
65 g	rote Linsen
100 ml	Gemüsebrühe
¼ Teelöffel	Koriandersaat
3 Teelöffel	mildes Ajvar
2 Esslöffel	Olivenöl
½ Bund	glatte Petersilie
½ Kopf	Weißkohl
1	Paprika, gelb
1	Paprika, rot
1 ½	Zwiebeln
	Salz
	Pfeffer
	Zucker

Zubereitung

I. Zunächst ½ Zwiebel schälen, in kleine Würfel schneiden und diese in ½ Esslöffel Olivenöl glasig anbraten. Den Koriander in einen Mörser geben und zermahlen, dann mit zu den Zwiebeln in die Pfanne geben. Auch die Linsen mitbraten – dann alles mit 125 Millilitern erhitzten Wassers ablöschen und für einen kurzen Moment aufkochen lassen. Die Herdplatte auf mittlere Hitze stellen und den Topfinhalt mit aufgesetztem Deckel für rund 12-15 Minuten weiterkochen lassen. Zum Ende der Garzeit mit Salz würzen, dann in eine Schüssel umfüllen und zum Abkühlen beiseitestellen.

II. Wasser in einem Topf aufkochen und den Weißkohl auf eine Fleischgabel gespießt in das Wasser eintauchen. Mit einem kleinen Messer dann 6 der Kohlblätter abtrennen und diese im Wasser belassen, wo sie etwa 5-6 Minuten blanchiert werden. Im Anschluss dann mit kaltem Wasser abschrecken.

III. Die Petersilie während des Blanchierens bereits weiterverarbeiten, dafür die Petersilienblätter abzupfen und zerhacken. Den Feta in grobe Stückchen brechen und zusammen mit der halben Menge der gehackten Petersilie und 1 Teelöffel Ajvar zu den Linsen in den Topf geben, verrühren und mit dem Salz und dem Pfeffer würzen.

IV. Die blanchierten Kohlblätter anschließend zwischen zwei saubere Geschirrtücher legen und vorsichtig ein wenig trocken tupfen um dann den Strunk herauszuschneiden. Dann mit der Vorbereitung des Mantels beginnen – dafür immer jeweils zwei Kohlblätter mit dem Strunk Ausschnitt überlappend aneinandergereiht ausbreiten.

V. Auf den Kohlblättern dann relativ zentral die Linsenmasse platzieren, sodass die Kohlblätter im Anschluss problemlos über die Füllung geklappt und aufgerollt werden können. Zur Fixierung die Kohlrouladen mit einem Küchengarn zusammenbinden.

VI. Die Paprika unter fließendem Wasser abspülen und in Würfel mit etwa einer Größe von rund 2 Zentimetern schneiden, diese dann zusammen mit der übrigen, ebenfalls in Würfel geschnittenen, Zwiebel in 1 ½ Esslöffeln Öl in einer Pfanne anbraten bis die Zwiebeln glasig werden. Dann die Kohlrouladen hinzugeben und mitbraten bis diese eine gleichmäßige hellbraune Färbung erhalten. Sobald dies geschieht die Kohlrouladen wieder aus der Pfanne nehmen.

VII. Die Zwiebel- und Paprikawürfel noch für weitere 3 bis 4 Minuten weiterbraten lassen bevor sie mit Salz und dem Pfeffer abgeschmeckt werden. Nun den verbliebenen Ajvar noch mit hinzugeben und ein wenig anrösten.

VIII. Im Anschluss die Brühe mit dem restlichen Pfanneninhalt verrühren und die Rouladen noch einmal in die Pfanne geben. Dann alles zusammen für etwa 40 Minuten mit aufgesetztem Deckel auf mittlerer Hitze weitergaren. Nach etwa 20 Minuten sollten die Kohlrouladen einmal gewendet und das Gemüse mit dem Salz, dem Pfeffer sowie dem Zucker abgeschmeckt werden.

IX. Beim Servieren das Gemüse noch mit der übrigen Petersilie garnieren.

Kokosnuss-Curry mit Bohnen Thai Art

Ein leckeres Hauptgericht der asiatischen Küche ist dieses Kokosnuss-Curry mit Mango-Salsa und Koriander.

Schwierigkeitsgrad: leicht
Portionen: 2
Zubereitungsdauer: 90 Minuten

Zutaten

2 ½ g	Ingwer
10 g	rote Zwiebeln
75 g	Borlotti Bohnen
75 g	schwarzer Reis
75 g	Zwiebeln
200 g	Schlangenbohnen
125 ml	Kokosmilch
225 ml	Gemüsebrühe
1 Teelöffel	Chiliflocken
½ Esslöffel	Korianderkorn
½ Esslöffel	Tomatenmark
1 Esslöffel	Erdnussöl
¾ Bund	Koriandergrün
1 Stängel	Zitronengras
½	Chilischote
½	unbehandelte Limette
½	Mango
1	Knoblauchzehe
	Salz
	Pfeffer

Zubereitung

I. Den Reis nach Herstellerangaben zubereiten. In der Zwischenzeit bereits den Knoblauch sowie die Zwiebeln schälen und in kleine Würfel schneiden. Das Zitronengras gründlich unter fließenden, lauwarmen Wässern abspülen und in schmale Ringe schneiden. Die Bohnen darüber hinaus ebenfalls abspülen und kleinschneiden. Nach der Garzeit das Reiswasser abgießen.

II. Das Öl in einen Topf geben und erhitzen, dazu dann die Chilischote und die Koriandersamen geben um sie anzurösten. Den Knoblauch, das Zitronengras sowie die Zwiebeln dann mit hinzugeben und für weitere 3 Minuten mitbraten.

III. Erst dann das Tomatenmark in den Topf geben und mit dem restlichen Topfinhalt verrühren. Das Ganze dann mit der Brühe und der Kokosmilch aufgießen und ablöschen – für einige Zeit aufkochen.

IV. Unterdessen die Borlottibohnen abgießen, gründlich abspülen und gemeinsam mit den grünen Bohnen in den Topf geben, untermengen und für 30 Minuten mitkochen.

V. Während der Garzeit der Bohnen den Koriander fein zerhacken, die Limette gründlich waschen und mithilfe eines Sparschälers einige Streifen der Schale abschneiden. Diese gemeinsam mit ⅔ des Korianders mit dem restlichen Topfinhalt verrühren, das Curry dann mit Salz und Pfeffer würzen.

VI. Die Mango im Anschluss schälen, aufschneiden und den Mangokern entfernen, das Fruchtfleisch dann in Würfel schneiden – gleiches mit der Zwiebel wiederholen.

VII. Den Ingwer mithilfe eines Hobels kleinreiben und mit dem verbliebenen Koriander, den Mango- und Zwiebelwürfeln sowie den Chiliflocken vermengen.

VIII. Das Gericht dann am besten zusammen mit Reis anrichten, darüber dann das Curry und die Mango-Chili-Salsa geben und den verbliebenen Limettenrest als Garnitur mit auf dem Teller drapieren.

Lasagne

Eines der beliebtesten Pasta-Gerichte – hier allerdings in einer vegetarischen Version.

Schwierigkeitsgrad: leicht
Portionen: 2
Zubereitungsdauer: 35 Minuten

Zutaten

40 g	Zwiebeln
130 g	geriebener Mozzarella
180 g	Kirschtomaten
400 g	Blattspinat
250 ml	Milch
1 Esslöffel	Mehl
1 ½ Esslöffel	Butter
1 Stängel	Salbei
1	Knoblauchzehe
5	Lasagneplatten
	Muskat
	Salz
	Pfeffer

Zubereitung

I. Den Backofen auf 180°C Ober-/Unterhitze vorheizen.

II. Dann den Spinat abwaschen und putzen. Diesen dann in Salzwasser für einen kurzen Augenblick blanchieren. Danach abschrecken, ausdrücken um das überschüssige Wasser zu entfernen und ein wenig kleiner hacken.

III. Die Knoblauchzehe sowie die Zwiebel anschließend in Würfel schneiden und in einem halben Esslöffel zerlassener Butter in der Pfanne ein wenig dünsten.

IV. Dazu den Spinat geben und dann vom Herd nehmen. Anschließend mit dem Muskat, Salz und dem Pfeffer würzen.

V. Die Tomaten danach abwaschen und in zwei Hälften teilen.

VI. In einem Topf die restliche Butter zerlassen und das Mehl für eine Mehlschwitze dort hinzugeben. Die Milch bei permanentem Rühren beimengen und für rund 5 Minuten kochen bis sich eine sämige Konsistenz ergibt. Auch die Sauce mit den Gewürzen abschmecken und zum Abkühlen vom Herd nehmen.

VII. Im Anschluss ein wenig der Sauce in einer Auflaufform verteilen, darauf eine Lasagneplatte legen, Spinat darauf schichten, einen Teil der Tomaten heraufgeben und ein wenig Käse darüber verstreuen – wiederholen bis die gesamten Zutaten verbraucht sind. Den Abschluss sollte eine Schicht Sauce mit ein paar Tomaten darauf bilden.

VIII. Die Salbeiblätter vom Stiel trennen und auf der Lasagne verteilen. Den verbliebenen Käse noch einmal überall über der Lasagne verteilen und dann für rund 40 Minuten im Backofen backen bis sie goldbraun wird.

Mafé

Besonders im Senegal ist Mafé ein beliebtes Gericht – besonders lecker schmeckt der Gemüsetopf zu Reis oder auch zu Fladenbrot. In der traditionellen Zubereitungsvariante wird sogar ein ganzes Glas Erdnussbutter verwendet – in dieser Rezeptvariante wird die Portionierung ein wenig reduziert, kann aber nach Belieben auch wieder abgewandelt werden.

Schwierigkeitsgrad: mittel
Portionen: 2
Zubereitungsdauer: 20 Minuten
Koch-/Backzeit: 30 Minuten

Zutaten

50 g	Zwiebeln
125 g	Karotten
125 g	Kohlrabi
200 g	Kartoffeln
175 ml	Gemüsebrühe
½ Esslöffel	Currypulver
½ Esslöffel	Tomatenmark
1 Esslöffel	Erdnussbutter
1 Esslöffel	Öl
1 Esslöffel	Sojasauce
1	Knoblauchzehe
	Chilipulver
	Salz
	Pfeffer

Zubereitung

I. Damit beginnen die Gemüsesorten zunächst gründlich abzuspülen und sie im Anschluss in kleine Stücke zu schneiden. Die Zwiebel sowie den Knoblauch dann schälen, die Zwiebeln in dünne Ringe schneiden und den Knoblauch fein hacken.

II. Öl in einen großen Topf geben und erhitzen. Das Currypulver hinzugeben und für einen kurzen Moment anbraten bevor der Knoblauch und die Zwiebeln dazu gegeben und glasig gedünstet werden.

III. Sobald der Knoblauch und die Zwiebeln beginnen glasig zu werden, das Gemüse und auch die Kartoffeln mit in den Topf geben und für einige Zeit braten.

IV. Das Ganze dann mit der Erdnussbutter, der Sojasauce und dem Tomatenmark vermischen. Im Anschluss dann den Topfinhalt mit der Gemüsebrühe verdünnen.

V. Alles für einen kurzen Augenblick aufkochen um das Gemüse dann für etwa 20 bis 30 Minuten bei niedriger Hitze mit dem Deckel abgedeckt kochen zu lassen – dabei hin und wieder den Inhalt umrühren. Das Gemüse sollte dabei zwar gar werden jedoch noch eine bissfeste Konsistenz beibehalten.

VI. Abschließend alles mit dem Chilipulver, dem Salz sowie dem Pfeffer würzen und zusammen mit Reis oder Fladenbrot servieren.

Mango-Spinat-Gemüse

Ein leckeres, abwechslungsreiches Mittagessen – eine gesunde Kombination zwischen Spinat und fruchtiger Mango. Als Beilage mit Amaranth-Pops und würzigen Frühlingszwiebeln.

Schwierigkeitsgrad: leicht
Portionen: 2
Zubereitungsdauer: 40 Minuten

Zutaten

10 g	Amaranth-Pops
375 g	junger Blattspinat
1 Esslöffel	Keimöl
1 Esslöffel	Sonnenblumenöl
1 Bund	Frühlingszwiebeln
½ Stück	Ingwer
1	reife Mango
	Cayennepfeffer
	Salz

Zubereitung

I. Als erstes den Spinat ordentlich abwaschen und trocken schütteln.

II. Die Frühlingszwiebeln ebenfalls waschen und kleinschneiden – dabei die Stücke etwa 2 Zentimeter breit lassen.

III. Anschließend die Mango schälen, aufschneiden, Stein entfernen und die Mango in 1 Zentimeter Stückchen würfeln.

IV. 1 Esslöffel des Öls in einem Topf erhitzen und die Röllchen der Frühlingszwiebeln hinzugeben. Auf mittlerer Hitze für etwa 5 Minuten mit dem Deckel dünsten.

V. Dann den Spinat mit in den Topf geben und weitere 5 Minuten mitkochen.

VI. Den Ingwer dann schälen und mit einer Reibe fein kleinreiben – den Saft des Ingwers dabei sammeln.

VII. Den Ingwer, seinen aufgefangenen Saft und die kleinen Mango Würfelchen mit in den Topf zum Spinat und den Frühlingszwiebeln geben. Dort für 3 Minuten auf mittlerer Hitze kochen.

VIII. Das verbliebene Öl in eine Pfanne geben und die Sonnenblumenkerne hinzugeben – diese für rund 3 bis 4 Minuten auf kleiner Hitze rösten.

IX. Im Anschluss auch die Amaranth-Pops mit in die Pfanne geben und kurz miterhitzen.

X. Das Gemüse zuletzt mit dem Salz würzen, die Amaranth-Pops pfeffern und zusammen mit den Sonnenblumenkernen auf einem Teller anrichten.

Messir Wot

Ein etwas anderes, aus Äthiopien stammendes Linsengericht, welches sowohl kalt als auch aufgewärmt zu Injera gegessen werden kann.

Schwierigkeitsgrad: leicht
Portionen: 2
Zubereitungsdauer: 30 Minuten

Zutaten

200 g	Rote Linsen
1 Esslöffel	Berbere Sauce
2 ½ Esslöffel	Olivenöl
½ Becher	Wasser
1	mittelgroße Zwiebel
1	Knoblauchzehe
	Salz
	Pfeffer

Zubereitung

I. Damit beginnen die Zwiebel und den Knoblauch klein zu schneiden und im Anschluss in heißem Öl unter ständigem Rühren anzubraten bis sie eine goldbraune Farbe erhalten. Dabei ein wenig Wasser nachgießen.

II. Kurze Zeit später die Berbere Sauce hinzugeben und für 10 Minuten unter gelegentlichem Rühren weiterkochen.

III. Dann die Linsen zusammen mit einem halben Becher Wasser beimengen und weiter kochen lassen. Abschließend salzen und pfeffern.

Nudelauflauf mit Spinat

Wer den klassischen Nudelauflauf mag, der wird diesen Nudelauflauf mit Spinat lieben – ein leckerer Nudelauflauf in einer schmackhaften Sahnesauce.

Schwierigkeitsgrad: leicht
Portionen: 2
Zubereitungsdauer: 45 Minuten

Zutaten

50 g	Gouda, mittelalt
150 g	Nudeln
500 g	tiefgekühlter Blattspinat
200 ml	Schlagsahne
300 ml	Gemüsebrühe
1 Kugel	Mozzarella
1	Zwiebel
	Muskat
	Salz
	Pfeffer

Zubereitung

I. Als erstes die Zwiebeln schälen und in feine Würfel schneiden, diese dann zusammen mit der Sahne und der Brühe in einen Topf zum Aufkochen geben.

II. In die aufgekochte Sahne-Brühe den Spinat beimengen und mit aufgesetztem Deckel vor sich hin köcheln lassen bis der Spinat aufgetaut ist. In der Zwischenzeit bereits den Backofen auf 180°C Ober-/Unterhitze vorheizen.

III. Den Mozzarella unterdessen ebenfalls in kleine Würfel schneiden, den Gouda mithilfe eines Käsehobels dann in feine Raspeln hobeln.

IV. Den aufgetauten Spinat mit einer ordentlichen Menge Salz, dem Pfeffer und einer kleinen Menge Muskat würzen. Dem gewürzten Spinat dann die Nudeln unterheben. Die dabei entstehende Mischung im Anschluss in eine ofenfeste Auflaufform umfüllen und die Mozzarellawürfel sowie den geraspelten Gouda darauf verteilen.

V. Die Auflaufform dann auf dem mittleren Rost für etwa 30 Minuten backen bis der Käse zerläuft und beginnt goldbraun zu werden.

Pad Thai (Low Carb)

Dieses asiatische Gericht mit Shirataki-Nudeln besticht neben seinem Geschmack auch noch mit 0 Gramm Kohlenhydraten der Nudeln.

Schwierigkeitsgrad: mittel
Portionen: 2
Zubereitungsdauer: 30 Minuten

Zutaten

50 g	Kokosmilch
50 g	Sojasprossen
350 g	Shirataki-Nudeln
½ Teelöffel	gemahlener Koriander
1 Teelöffel	Zitronensaft
2 Esslöffel	ungesalzene Erdnüsse
2 Esslöffel	Sojasauce
1 Bund	Frühlingszwiebeln
1 Prise	Stevia
1	Brokkoli
1	Knoblauchzehe
1	Zwiebel
2	Eier
	Sesamöl
	Salz
	Pfeffer

Zubereitung

I. In einer Pfanne die Erdnüsse rösten. Dabei sollten sie eine goldbraune Farbe annehmen – sobald dies der Fall ist, aus der Pfanne nehmen.

II. Die Röschen von dem Brokkoli trennen und bis zur Bissfestigkeit garen.

III. Für die Sauce werden in einer Schüssel die Kokosmilch, die Sojasauce und der Zitronensaft mit dem Koriander und Stevia ordentlich gemischt.

IV. Die Frühlingszwiebeln, den Knoblauch und auch die Zwiebel in kleine Stücke schneiden.

V. Danach die Shirataki-Nudeln und die beiseite gestellte Sauce in die Pfanne geben und für etwa 2 bis 3 Minuten in der Pfanne durchrühren. Dann an den die Pfannenwand schieben um in der Mitte eine freie Fläche zu schaffen.

VI. Die Eier verquirlen, sodass eine homogene Flüssigkeit entsteht und diese dann in die entstandene Mulde in der Pfanne geben.

VII. Sobald das Ei stockt den restlichen Pfanneninhalt mit dem Ei vermengen. Das Ganze dann im Anschluss würzen und die gerösteten Erdnüsse darauf verteilen.

Pilzschnitzel mit Kartoffelsalat

Eine vegetarische Variante des klassischen Schnitzels – in dieser Abwandlung zubereitet aus Portobello-Pilzen mit einem leckeren Kartoffelsalat, welcher durch Gurken noch eine frische Note erhält.

Schwierigkeitsgrad: leicht
Portionen: 2
Zubereitungsdauer: 40 Minuten

Zutaten

Salat:

150 g	Salatgurken
250 g	Kartoffeln
¼ Esslöffel	Senf, mittelscharf
1 Esslöffel	Weißweinessig
2 ½ Esslöffel	Rapsöl
¼ Bund	Sauerampfer
½	rote Zwiebel
	Salz
	Pfeffer
	Zucker

Schnitzel:

20 g	Kapern
100 g	Semmelbrösel
2 Teelöffel	Kürbiskernöl
3 Esslöffel	Schlagsahne
2	Eier
4	Portobello-Pilze (à 120 Gramm)
	Salz
	Öl

Zubereitung

I. Mit der Zubereitung des Kartoffelsalats beginnen. Dafür zunächst einmal die Kartoffeln in einen Topf mit Salzwasser geben und für rund 20 Minuten kochen bis die Kartoffeln gar sind. Das Salzwasser danach weggießen, die noch heißen Kartoffeln pellen und im Anschluss zum Abkühlen vorerst beiseitestellen.

II. In der Zwischenzeit die Gurke mithilfe eines Sparschälers schälen und der Länge nach aufschneiden – eventuell vorhandene Kerne mithilfe eines Löffels herauskratzen und das Gurkenfleisch dann in Würfel mit einer Größe von etwa 1 Zentimetern schneiden. Die Zwiebeln schälen und dann ebenfalls in Würfel schneiden. Sowohl die Gurken- als auch die Zwiebelwürfel dann in einer Schüssel mit dem Essig, dem Senf sowie dem Öl vermengen und dann mit dem Salz, dem Pfeffer und einer kleinen Menge Zucker würzen.

III. Die abgekühlten Kartoffeln dann in dünne Scheiben kleinschneiden und zum Gurkensalat in die Schüssel geben – alles vorsichtig miteinander vermengen und für etwa 15 Minuten zum Durchziehen beiseitestellen.

IV. Unterdessen den Sauerampfer unter fließendem Wasser abspülen und in schmale Streifen kleinschneiden, diese dann ebenfalls zum Gurken-Kartoffel-Salat hinzugeben und untermischen.

V. Mit der Zubereitung des Schnitzels dann fortfahren, hierfür zunächst einmal die Stiele sowie die Lamellen der Portobello-Pilze entfernen. Dann die Pilzkappen auf ihrer Unterseite ein wenig mit Salz würzen. Die Kapern abtropfen lassen und auf einem Küchenpapier zum Trocknen auslegen.

VI. Zwischenzeitlich bereits die Eier aufschlagen und zusammen mit der Sahne in einer Schüssel ordentlich miteinander vermischen bis sich eine homogene Flüssigkeit ergibt. Auf separaten Tellern dann das Mehl sowie die Semmelbrösel für die Panade vorbereiten.

VII. Die Pilze dann zum panieren zunächst rundum in dem Mehl wälzen, dann in das Ei geben und im Anschluss in den Semmelbröseln wenden bis sich ein vollständiger Panademantel um den Pilz gebildet hat. Den Pilz noch einmal in das Ei sowie in die Semmelbrösel geben, die Panade festdrücken und mit allen Pilzen wiederholen.

VIII. Anschließend Öl in eine Fritteuse oder eine hohe Pfanne geben und auf eine Temperatur von etwa 170°C erhitzen. Sobald die Temperatur erreicht ist, die panierten Pilze für etwa 2 bis 3 Minuten frittieren bis sie eine goldbraune Färbung annehmen. Dann kurz zum Abtropfen auf ein Küchenpapier legen, danach die Pilze auf einem mit Backpapier ausgelegten Backblech drapieren und bei 160°C Umluft für etwa 7 bis 8 Minuten backen.

IX. In der Zwischenzeit eine kleine Menge Öl in einen Topf geben und dieses auf rund 180°C erhitzen. Die Kapern dann für rund 1 Minute im heißen Öl frittieren und zusammen mit dem Pilzschnitzel, dem Salat und mit ein wenig Kürbiskernöl beträufelt servieren.

Pizza Käse Zweierlei mit Tomaten und Basilikum

Eines der beliebtesten Gerichte – Pizza. In dieser Variante mit zwei Käsesorten, verfeinert mit Tomaten und Basilikum.

Schwierigkeitsgrad: leicht
Portionen: 2
Zubereitungsdauer: 30 Minuten
Koch-/Backzeit: 30 Minuten
Ruhezeit: 30 Minuten

Zutaten

200 g	geriebener Parmesan
500 g	Mozzarella
600 g	Weizenmehl
1 kg	Tomaten
100 ml	Olivenöl
400 ml	lauwarmes Wasser
2 Teelöffel	Salz
4 Esslöffel	Olivenöl
1 Päckchen	Hefe
40 Blätter	Basilikum
2 Prisen	Pfeffer
2	Knoblauchzehen
	Mehl

Zubereitung

I. Zunächst den Teig vorbereiten, dafür die Hefe im Wasser auflösen und mit Mehl, Olivenöl sowie Salz verkneten bis ein einheitlicher Teig entsteht. Diesen im Anschluss einmehlen und für etwa 2 Minuten zum Ruhen stehen lassen.

II. Im Anschluss Backpapier auf einem Backblech auslegen und auch dieses mit Mehl bestäuben, gleiches noch einmal mit dem Teig wiederholen. Diesen dann auf eine Größe von etwa 30x35 Zentimetern ausrollen. Zugedeckt im Anschluss für eine halbe Stunde ruhen lassen damit der Teig aufgeht.

III. In der Zwischenzeit bereits den Ofen auf 200°C Ober-/Unterhitze oder alternativ auf 180°C Umluft vorheizen.

IV. Anschließend den Belag vorbereiten. Die Tomaten unter lauwarmen Wasser waschen, den Strunk entfernen und in dünne Scheiben schneiden. Diese dann direkt auf dem Pizzateig verteilen, die Basilikumblätter auflegen und das Ganze dann mit Salz und Pfeffer würzen.

V. Den Mozzarella nach dem Abtropfen in dünne Scheiben schneiden und diese ebenfalls auf dem Pizzateig verteilen.

VI. Danach auch den Parmesan aufstreuen.

VII. Den Knoblauch schälen, in sehr dünne Scheibchen schneiden und auf den Teig legen.

VIII. Zum Schluss noch ein wenig Öl über die Pizza tropfen und für rund 30 Minuten backen.

Süßkartoffeleintopf

In der afrikanischen Küche ein beliebtes Gericht zum Mittag ist der Süßkartoffeleintopf – klassisch wird dieser mit Couscous oder mit Reis serviert.

Schwierigkeitsgrad: mittel
Portionen: 2
Zubereitungsdauer: 40 Minuten
Koch-/Backzeit: 20 Minuten

Zutaten

20 g	Erdnüsse
20 g	Ingwer
50 g	Zwiebeln
400 g	Süßkartoffeln
500 g	Tomaten
½ Esslöffel	Koriandersamen
½ Esslöffel	Kreuzkümmel
2 Esslöffel	Erdnussbutter
2 ½ Esslöffel	Olivenöl
1 Stiel	Minze
4 Stiele	Koriandergrün
½	Chilischote
1 ½	Knoblauchzehen
	Salz
	Pfeffer

Zubereitung

I. Die Süßkartoffeln erst einmal schälen, dann unter fließendem Wasser abspülen und klein würfeln. Die Knoblauchzehen und die Zwiebeln zunächst schälen, die Zwiebeln in Spalten schneiden und den Knoblauch in feine Scheiben.

II. Anschließend die Chilischoten gründlich waschen und ebenfalls klein würfeln. Den Ingwer als erstes schälen und diesen dann mit einem Hobel kleinreiben. Die Tomaten hingegen abwaschen, dann den Strunk entfernen und ebenfalls in Würfel schneiden.

III. Danach den Koriander sowie die Samen des Kreuzkümmels fein mörsern.

IV. Das Olivenöl in einen Topf geben und erhitzen. Sobald das Öl die richtige Temperatur erreicht hat die Zwiebeln hinzugeben und während des permanenten Wendens braten bis sie beginnen sich goldbraun zu färben. Zu diesem Zeitpunkt dann den Knoblauch mit in den Topf geben und ebenfalls für einige Zeit mitbraten.

V. Den zerstoßenen Koriander und Kreuzkümmel beimengen und mit dem restlichen Topfinhalt anrösten. Danach den Chili, die Erdnussbutter, den Ingwer, die Tomaten und auch das Wasser hinzufügen. Alles gründlich miteinander verrühren und aufkochen.

VI. Erst dann die Süßkartoffelwürfel mit in den Topf geben und mit Salz würzen. Die Herdplatte dann auf mittlere Hitze stellen und für rund 15 Minuten kochen lassen – zum Ende der Garzeit hin das Salz und den Pfeffer beifügen.

VII. Unterdessen die Erdnüsse knacken und mit einer kleinen Menge Salz in einer separaten Pfanne anrösten. Die gerösteten Erdnüsse im Anschluss in grobe Stücke hacken.

VIII. Den Koriander und die Minze danach unter fließendem Wasser abspülen, trocknen, die Blätter von den Stielen entfernen und zerhacken.

IX. Den fertigen Eintopf in Schüsseln füllen und vor dem Servieren mit den Erdnüssen sowie den Kräutern garnieren.

Abendessen

Baked Sweetpotato mit Pilzen

Gebackene Kartoffeln sind so einfach und doch so lecker – noch besser werden sie sogar dann, wenn man anstatt der normalen Kartoffel einmal etwas Neues ausprobiert und eine aus der gebackenen Kartoffel eine gebackene Süßkartoffel macht. Denn gefüllt mit einer leckeren Kombination aus Quark, Gemüse und dazu noch Pilzen wird dieses Abendessen zu einem besonderen Highlight!

Schwierigkeitsgrad: leicht
Portionen: 2
Zubereitungsdauer: 20 Minuten

Zutaten

100 g	Champignons
1 Teelöffel	Petersilie
1 Teelöffel	Rapsöl
1 Esslöffel	Schnittlauch
2 Esslöffel	Magerquark
1	Süßkartoffel
1	Zwiebel
2	Frühlingszwiebeln
	Salz
	Pfeffer

Zubereitung

I. Den Backofen zu Beginn erst einmal auf 180°C vorheizen.

II. Die Süßkartoffel gründlich abwaschen und mithilfe einer Gabel dann rundherum mehrfach einstechen. Die Kartoffel im Anschluss für etwa 50 Minuten in den vorgeheizten Backofen geben – dann durch Einstechen mit einer Gabel testen, ob sie bereits eine weiche Konsistenz besitzt – andernfalls die Süßkartoffel noch für einen Moment im Backofen belassen.

III. In der Zwischenzeit die Zwiebel schälen, in kleine Würfel schneiden und zusammen mit dem Quark vermengen. Den Schnittlauch kurz abspülen, trocken schütteln und in feine Röllchen schneiden. Diese unter die Quark-Zwiebel-Masse mischen und mit dem Salz sowie dem Pfeffer würzen.

IV. Die Champignons mit einem Pinsel putzen oder vorsichtig mit ein wenig Wasser abspülen, die Pilze dann je nach Größe halbieren oder vierteln. Die Frühlingszwiebeln ebenfalls kurz abwaschen, anschließend in feine Ringe schneiden und zusammen mit den Pilzen in einer Pfanne mit heißem Öl anbraten. Salz sowie Pfeffer hinzugeben und auch die Petersilie untermengen.

V. Nach der Backzeit die Süßkartoffeln längs aufschneiden – dabei darauf achten, sie nicht vollkommen durchzuschneiden. Die Kartoffeln dann mit der Quarkmischung füllen und sie mit den Pilzen garniert servieren.

Bohnen mit Spiegelei (Low Carb)

Wer sich gerne Low Carb ernährt, der muss auf Bohnen und auf Spiegeleier nicht verzichten, denn beides kann kohlenhydratarm zubereitet werden – wie in diesem Rezept. Eine passende Beilage zu diesem Gericht sind Tortilla Chips.

Schwierigkeitsgrad: leicht
Portionen: 2
Zubereitungsdauer: 20 Minuten

Zutaten

40 g	geriebener Gouda
½ Esslöffel	Tomatenmark
1 ½ Esslöffel	Öl
½ Dose	Tomaten, stückig
½ Dose	Mais-Kidneybohnen-Paprika-Mischung
2 Stiele	Petersilie
1	Knoblauchzehe
2	Eier
	Chilipulver
	Salz

Zubereitung

I. Damit beginnen, die Zwiebel und den Knoblauch zu schälen und beides dann in kleine Würfel zu schneiden. Sowohl den Knoblauch als auch die Zwiebel im Anschluss in eine Pfanne mit heißem Öl geben und glasig anbraten.

II. Anschließend das Tomatenmark mit in die Pfanne geben und mit den Knoblauch- und Zwiebelwürfeln vermischen. Das Tomatenmark kurz anschwitzen und dann 100 Milliliter Wasser und die stückigen Tomaten hinzugeben. Die Flüssigkeit der Mais-Mischung abgießen und die Mais-Mischung selbst kurz mit lauwarmem Wasser abspülen bevor sie ebenfalls mit in die Pfanne gegeben und angebraten wird.

III. Den Pfanneninhalt mit dem Salz und dem Chilipulver würzen und kurz aufkochen lassen, dann für etwa 5 bis 7 Minuten köcheln lassen.

IV. In der Zwischenzeit die Petersilienblätter vom Stiel zupfen, unter fließendem Wasser kurz abwaschen, trocknen und dann zerhacken.

V. In einer separaten Pfanne ½ Esslöffel Öl erhitzen, die Herdplatte dann auf mittlere Hitze herunterstellen und die Eier in der Pfanne anbraten bis sich ein Spiegelei bildet, dieses mit Salz bestreuen und den Gouda darauf verteilen – das Ei in der Pfanne belassen bis der Käse geschmolzen ist.

VI. Das Käse-Spiegelei dann zusammen mit der Bohnen-Tomaten-Sauce anrichten und die gehackte Petersilie als Garnitur darauf verteilen.

Gefülltes Bánh Bao

Das Báhn Bao ist ein Hefebrötchen, welches in einem Dämpfkorb gegart wird. In diesem Fall wird das Hefebrötchen durch die Füllung mit Tofu und einem asiatisch gewürzten Krautsalat zu einem geschmackvollen Erlebnis.

Schwierigkeitsgrad: mittel
Portionen: 2
Zubereitungsdauer: 40 Minuten
Ruhezeit: 80 Minuten

Zutaten

Brötchen:

135 g	Mehl
½ Teelöffel	Backpulver
1 ½ Esslöffel	Sonnenblumenöl
½ Päckchen	Trockenhefe
	Salz
	Zucker

Salat:

25 g	Mungobohnensprossen
50 g	Möhren
175 g	Weißkohl
30 ml	Reisessig (alternativ Weißweinessig)
½ Esslöffel	Sonnenblumenöl
1 Esslöffel	geröstetes Sesamöl
¼	Limette
½	Chilischote
	Salz
	Zucker

Mayonnaise:

10 ml	geröstetes Sesamöl
50 ml	Sonnenblumenöl
½ Teelöffel	abgeriebene Limettenschale
½ Esslöffel	Sweet-Chili-Sauce
1 Esslöffel	Limettensaft
2 Stiele	Koriandergrün
1	Ei (Größe S)
	Salz

Tofu:

175 g	frittierter Tofu (Asiatischer Laden)
1 Esslöffel	Sonnenblumenöl
1 Esslöffel	Speisestärke
1 ½ Esslöffel	Sweet-Chili-Sauce
2 Stiele	Sesamblätter (alternativ Koriandergrün)
	Salz

Zubereitung

I. Zunächst die Brötchen zubereiten – dafür die Hefe mit 10 Gramm Mehl, 25 Milliliter Wasser sowie ¼ Esslöffel Zucker in einer Schüssel miteinander mischen. Die Schüssel abdecken und für rund 20 Minuten an einem relativ warmen Ort aufgehen lassen.

II. Das restliche Mehl zusammen mit 1 Esslöffel Öl, 1 Prise Salz, Backpulver und 1 ¼ Esslöffeln Zucker vermengen und anschließend zusammen mit dem aufgegangenen Hefeteig sowie 55 Millilitern Wasser mithilfe eines Mixers zu einem homogenen Teig verarbeiten. Diesen dann kugelförmig zurecht kneten und noch einmal für etwa 30 Minuten an einen warmen Ort zum Gehen stellen.

III. Die Arbeitsfläche mit einer flächendeckenden Menge Mehl bestäuben und den Teig auf dieser in eine Rolle formen. Diese dann halbieren und jeweils wieder zu kleinen Kugeln formen.

IV. Eine Form mit etwas Öl einfetten und die vier Geformten Teigkugeln in dieser zugedeckt für weitere 30 Minuten beiseitestellen.

V. Einen Topf mit Wasser füllen und zum Kochen bringen – bei der Wahl des Kochtopfes darauf achten, dass die Größe zu der der Dampfkörbe passt, welche in der Regel einen Durchmesser von etwa 24 Zentimetern haben.

VI. In einem Bambusdampfkorb – alternativ die Brötchen in einem Dampfgargerät zubereiten – Backpapier auslegen und dieses mit einer Gabel mehrfach einstechen.

VII. Die Teigkugeln auf dem Backpapier in den Dampfkorb geben und mit dem Deckel verschließen. Den Dampfkorb dann über den Topf mit dem kochenden Wasser positionieren und durch den Wasserdampf für etwa 10 bis 15 Minuten garen lassen.

VIII. In der Zwischenzeit den Salat vorbereiten. Für das Dressing zunächst Essig mit Limettensaft, Sesam- und Sonnenblumenöl sowie ½ Esslöffel Salz und 1 Esslöffel Zucker mischen. Die Chilischote in dünne Scheiben schneiden und zum Dressing geben.

IX. Für den Salat den Kohl in vier Teile schneiden – dabei den Strunk entfernen und ihn dann in dünne Streifen schneiden. Die Möhren mit einem Sparschäler schälen und in dünne Stifte schneiden. Die Sprossen als erstes unter lauwarmen Wasser abwaschen und trocken schütteln.

X. Das Dressing dem Salat beimengen und für etwa zwei bis drei Stunden zum Durchziehen stehen lassen.

XI. Unterdessen die Mayonnaise zubereiten, die Zutaten hierfür sollten unbedingt auf Zimmertemperatur aufgewärmt sein. Damit beginnen, den Koriander mit Stiel klein zu hacken und diesen dann zusammen mit dem Ei, dem Sesam- und dem Sonnenblumenöl, der Limettenschale, dem Salz sowie der Chilisauce zu einer einheitlichen Creme zu verarbeiten.

XII. Den Tofu halbieren und zum Abtropfen für rund 10 Minuten auf ein Küchenpapier legen. Die Sesamblätter vom Stiel trennen, den Tofu im Anschluss mit Salz würzen und mit Stärke ummanteln.

XIII. Öl in eine Pfanne geben und den Tofu je Seite für etwa 2 bis 3 Minuten anbraten. Nach dieser Zeit die Chilisauce mit in die Pfanne geben und abwarten, bis sie beginnt sich zu karamellisieren.

XIV. Die Dampfbrötchen aufschneiden, mit Mayonnaise bestreichen und mit dem Krautsalat, Tofu sowie den Sesamblättern belegen.

Githeri

Githeri ist ein aus Kenia stammendes Nationalgericht, welches traditionell ausschließlich als Eintopf verzehrt wird – in dieser Rezeptvariante wird jedoch Reis dazu gereicht.

Schwierigkeitsgrad: leicht
Portionen: 2
Zubereitungsdauer: 20 Minuten

Zutaten

150 g	Basmati Reis
150 g	Kidneybohnen
150 g	Mais
½ Teelöffel	Salz
½ Teelöffel	Pfeffer
1 Teelöffel	Pilau Masala Gewürz
1 Esslöffel	Crème fraîche
1	Zwiebel
2	Knoblauchzehen
2	Tomaten
	Butter
	Öl

Zubereitung

I. Den Reis in einen hitzebeständigen Becher geben und 5x mit Wasser abwaschen, dann das Wasser vollständig entfernen. Im Anschluss noch einmal warmes Wasser hinzugeben – dabei sollte das Verhältnis von Wasser zu Reis etwa 1 zu 1,25 sein.

II. Ein wenig Butter, Salz und Olivenöl zum Reis hinzugeben. Dann einen Topf mit Wasser füllen und zum Aufkochen bei maximaler Hitze auf die Herdplatte stellen – sobald das Wasser zu kochen beginnt, die Temperatur auf mittlere Hitze herunterstellen und den Reis mit dem Becher in den Topf stellen.

III. Dem Topf den Deckel aufsetzen und abwarten bis das Wasser so gut wie vollständig verdampft ist, sobald dies eintritt die Temperatur auf niedrige Stufe herunterstellen und abwarten bis der Reis zu Knistern beginnt.

IV. Während der Garzeit des Basmatireis kann bereits mit der Vorbereitung des Gemüses begonnen werden – dafür den Knoblauch und die Zwiebeln zunächst schälen und die Tomaten gründlich abspülen, letzteren im Anschluss den Strunk herausschneiden und alle drei Zutaten dann in kleine Stücke schneiden.

V. Zum karamellisieren der Zwiebeln und des Knoblauchs in einer Pfanne Öl erhitzen, sobald dieses eine hohe Temperatur erreicht hat, die Zwiebeln hinzugeben, glasig anbraten und dann den kleingeschnittenen Knoblauch beimengen und einen Moment lang mitbraten lassen.

VI. In der Zwischenzeit die Flüssigkeit aus der Kidneybohnen- und Mais dose abgießen und dabei auffangen. Sobald der Knoblauch für 1 Minute angebraten wurde können die Kidneybohnen und der Mais hinzugegeben werden.

VII. Die Pfanne auf mittlere Hitze stellen und die Zutaten zusammen für etwa 3 Minuten braten bevor die Kidneybohnen sowie das Salz, der Pfeffer und auch das Pilau Masala mit beigemischt werden. Dann für weitere 2 Minuten kochen lassen.

VIII. Im Anschluss die Crème fraîche unter die übrigen Zutaten in der Pfanne mischen und noch einmal alles für 2 Minuten braten – dabei sollte die Crème fraîche auf den Pfannenboden sinken. Dann die aufgefangene Kidneybohnen- und Maisflüssigkeit hinzugießen und das Gericht noch einmal mit Salz abschmecken.

IX. Den Pfanneninhalt aufkochen lassen, die Temperatur auf niedrige Hitze reduzieren und alles mit aufgesetztem Deckel erneut für 8 bis 10 Minuten weiterköcheln lassen bevor das Githeri zusammen mit dem Basmatireis serviert wird.

Gulasch

Gulasch ist eines der beliebtesten Schmorgerichte der deutschen Küche, doch traditionellerweise wird bekanntlich Fleisch verwendet – in diesem Rezept wird aus dem Standardgulasch eine vegetarische Variante aus Seitan. Wer mag kann natürlich auch andere Fleischersatzprodukte beispielsweise Sojageschnetzeltes oder Tofu verwenden um seine eigene Rezeptabwandlung des Gulasches zuzubereiten.

Schwierigkeitsgrad: leicht
Portionen: 2
Zubereitungsdauer: 20 Minuten
Koch-/Backzeit: 15 Minuten

Zutaten

100 g	passierte Tomaten
250 g	Seitan
200 ml	Gemüsebrühe
2 Teelöffel	Paprikapulver, scharf
1 Esslöffel	Tomatenmark
2 Esslöffel	Petersilie
2 Esslöffel	Öl
1 Prise	Kümmel
1 Prise	Zucker
1	Paprika
1	Zucchini
1	Zwiebel
2	Knoblauchzehen
	Salz
	Pfeffer

Zubereitung

I. Die Zwiebeln und die Zucchini schälen, beides fein würfeln. Die Paprika unter fließendem, lauwarmem Wasser abspülen und ebenfalls in Würfel kleinschneiden. Den Knoblauch zunächst schälen und diesen dann mit einer Knoblauchpresse zerdrücken.

II. Den Seitan in kleine Stücke schneiden und in einer Pfanne mit heißem Öl ordentlich anbraten, dabei mit dem Salz und dem Pfeffer würzen.

III. Sobald der Seitan gut durchgebraten ist, können die übrigen vorbereiteten Zutaten untergemengt und noch einmal mit Salz und Pfeffer gewürzt werden.

IV. Dann die passierten Tomaten mit in die Pfanne geben und für einen kurzen Augenblick aufkochen lassen – das Ganze dann mit der Gemüsebrühe aufgießen.

V. Zum Schluss noch einmal mit den Gewürzen verfeinern und für etwa 10 Minuten köcheln lassen bevor das Gulasch serviert werden kann.

Tipp: Gut zum Gulasch passen auch in dieser Variante Nudeln oder Spätzle, das Gulasch kann allerdings auch pur genossen werden.

Injera

Bei Injera handelt es sich um ein aus Äthiopien stammendes Sauerteigbrot.

Schwierigkeitsgrad: leicht
Portionen: 1
Zubereitungsdauer: 45 Minuten
Ruhezeit: 24 Stunden

Wichtig: Mit der Zubereitung bereits am Vortag beginnen!

Zutaten

150 g	Maismehl
350 g	Weizenmehl
500 ml	warmes Wasser
1 Liter	lauwarmes Wasser
½ Teelöffel	Salz
1 Würfel	frische Hefe

Zubereitung

I. Bereits am Vortag mit der Zubereitung beginnen, in dem die Hefe in einer kleinen Menge Wasser aufgelöst und etwas Mehl hinzugegeben wird. Die Masse dann zum Ruhen an einen warmen Ort stellen.

II. Am nächsten Tag in einer Schüssel Mehl und Maismehl miteinander mischen und die vorbereitete Hefe zusammen mit einem Liter lauwarmen Wasser vermengen.

III. Nun abwarten bis sich das Wasser und der Teig voneinander trennen – das Wasser steigt nach oben und der Teig sinkt nach unten. Das Wasser abgießen und stattdessen ½ Teelöffel Salz und noch einmal 500 Milliliter warmes Wasser hinzugeben. Dabei darauf achten, dass das Wasser keinesfalls zu heiß ist, da die Hefezellen sonst zerstört werden. Den Teig dann gut verrühren.

IV. Der Teig beginnt nach einer Weile aufzugehen. Ab diesem Zeitpunkt kann mithilfe eines Schöpflöffels eine Portion des Teigs in eine erhitzte Pfanne ohne Öl geben, in der Pfanne verteilen und diese dann mit einem Deckel verschließen.

V. Beginnt das Brot sich vom Pfannenrand zu lösen und ist mit vielen kleinen Bläschen übersät, so ist das erste Brot fertig.

VI. Die Pfanne dann mit einem Küchenpapier auswischen und den Vorgang solange wiederholen bis der gesamte Teig verbraucht ist.

Kürbis-Quinoa (Low Carb)

Quinoa ist nicht nur glutenfrei, sondern passt auch optimal zu einer Low Carb Diät – in diesem Rezept mit Kürbis kombiniert ergibt sich ein gesundes Abendessen.

Schwierigkeitsgrad: leicht
Portionen: 2
Zubereitungsdauer: 30 Minuten

Zutaten

50 g	Rucola
60 g	Quinoa
200 g	Hokkaido
2 Esslöffel	Olivenöl
1 Zweig	Minze
½	Zitrone
½	Zwiebel
	Salz
	Pfeffer

Zubereitung

I. Den Quinoa in einem Sieb unter lauwarmen Wasser abwaschen damit die Bitterstoffe verloren gehen. Den Quinoa dann in einen Topf geben und so viel Wasser auffüllen, dass der Quinoa vollständig mit Wasser bedeckt ist. Das Ganze so für etwa 8 bis 10 Minuten mit aufgesetztem Deckel köcheln lassen bis der Quinoa eine bissfeste Konsistenz entwickelt hat. Das Kochwasser dann weggießen und den Quinoa im Topf abkühlen lassen.

II. Derweil den Kürbis gründlich abspülen und trocknen. Dann in zwei Hälften aufschneiden und die im Fruchtfleisch befindlichen Kerne mithilfe eines Löffels herauslöffeln. Das Fruchtfleisch anschließend kleinschneiden.

III. Die Zwiebeln zunächst schälen, aufschneiden und in feine Ringe schneiden. Den Rucola hingegen lediglich unter fließendem, lauwarmen Wasser abwaschen und zum Abtropfen auf einem Küchenpapier ausbreiten.

IV. In der Zwischenzeit Öl in eine Pfanne geben, erhitzen und das Kürbisfruchtfleisch darin anbraten. Nach einer kurzen Zeit den abgekühlten Quinoa sowie die Zwiebelringe hinzugeben. Den Pfanneninhalt mit Salz und Pfeffer würzen und ein wenig weiterbraten lassen.

V. Die Minzblätter vom Stiel entfernen und kurz abspülen bevor sie getrocknet und zerhackt werden. Die Limette aufschneiden und mithilfe einer Zitronenpresse die Hälfte der Limette entsaften. Den Saft zusammen mit den gehackten Minzblättern und dem Rucola zum restlichen Pfanneninhalt geben, gut umrühren und servieren.

Lauwarmer Sommersalat mit Champignons und Löwenzahn

Löwenzahn ist eigentlich etwas, was die meisten aus dem Eigenen Garten kennen werden – hier wird der Löwenzahn allerdings in einem schmackhaften Abendsalat zubereitet. Eine gesunde Abwechslung!

Schwierigkeitsgrad: leicht
Portionen: 2
Zubereitungsdauer: 25 Minuten

Zutaten

400 g	Champignons
150 ml	Gemüsebrühe
1 Teelöffel	Olivenöl
2 Esslöffel	weißer Balsamicoessig
1 Bund	Löwenzahn (~ 70 Gramm)
	Salz
	Pfeffer

Zubereitung

I. Zunächst den Löwenzahn gründlich waschen und mit einer Salatschleuder trocknen, dann in kleine Stücke schneiden.

II. Die Champignons mithilfe eines Pinsels ordentlich putzen, sodass sich die übrige Erde löst. Andernfalls die Champignons vorsichtig abwaschen und trocken tupfen. Kleine Champignons in zwei Hälften schneiden, große Champignons vierteln.

III. 50 Milliliter der Gemüsebrühe anrühren und zum Aufkochen in eine Pfanne geben. Eine Hälfte der zurecht geschnittenen Champignons zu der aufgekochten Brühe geben und mit einem Deckel bedeckt für rund 2 Minuten dünsten lassen.

IV. Deckel herunternehmen und die Champignons so lange durchrühren, bis die in der Pfanne befindliche Flüssigkeit vollständig verdampft ist.

V. Die Champignons in der Pfanne mit dem Salz und Pfeffer würzen und dann in eine Schüssel geben.

VI. Die andere Hälfte der Champignons ebenfalls mit weiteren 50 Millilitern Gemüsebrühe genauso braten wie in den Schritten 3 und 4. Anschließend ebenfalls in die Schüssel zu den fertigen Champignons geben.

VII. Für die Salatsauce die übrig gebliebene Gemüsebrühe in die Pfanne geben und mit Salz und Pfeffer würzen sowie mit Essig und Olivenöl verrühren. Zuletzt über die Champignons geben und zusammen mit dem Löwenzahnsalat servieren.

Linsen-Omelett (Low Carb)

Eine Abwandlung des normalen Omeletts ist das Omelett mit einem Topping aus Feta und Linsen!

Schwierigkeitsgrad: leicht
Portionen: 2
Zubereitungsdauer: 20 Minuten

Zutaten

50 g	rote Linsen
100 g	Feta
1 Esslöffel	Sriracha (Chilisauce)
2 Esslöffel	Weißweinessig
3 Esslöffel	Öl
4 Esslöffel	Milch
4 Esslöffel	Orangensaft
4 Esslöffel	Wasser
3 Stiele	Koriander
½	Chilischote
1	Knoblauchzehe
4	Eier (Größe M)
	Salz
	Pfeffer

Zubereitung

I. Als erstes das Omelett zubereiten, dafür die Eier mit der Milch verquirlen und mit dem Salz und dem Pfeffer würzen. Das flüssige Omelett dann in eine Pfanne mit heißem Öl geben und auf mittlerer Hitze für etwa fünf Minuten braten bis das Omelett beginnt zu stocken.

II. Dann mit einem Pfannenwender das Omelett vorsichtig wenden und für 1 weitere Minute weiterbraten lassen. Im Anschluss aus der Pfanne nehmen, in zwei Hälften schneiden und dann das Topping zubereiten.

III. Für das Topping zunächst die Chilischote ordentlich abwaschen und in kleine Ringe schneiden. Die Knoblauchzehe schälen und anschließend in feine Stückchen hacken.

IV. Die klein geschnittene Chili und den gehackten Knoblauch in 1 Esslöffel Öl in einem Topf andünsten.

V. Die roten Linsen mit in den Topf geben und ein wenig anbraten – dann den Orangensaft, das Wasser sowie den Weißweinessig hinzugeben und zugedeckt für rund 8 Minuten vor sich hin köcheln lassen.

VI. Den Koriander gründlich waschen und trocknen, dann zerhacken und mit in den Topf zu den Linsen geben – anschließend mit Salz und Pfeffer abschmecken.

VII. Danach das Topping auf dem Omelett geben, die Chilisauce vorsichtig herauf träufeln und den Fetakäse in kleinen Krümeln auf dem Omelett verteilen.

Mandazi

Mandazi sind süße Teigtaschen, die in Afrika ein sehr beliebtes Gericht darstellen – gut kann man sie auch zu einer Tasse Tee essen.

Schwierigkeitsgrad: leicht
Portionen: 2
Zubereitungsdauer: 25 Minuten

Zutaten

100 g	Champignons
500 g	Gemüsebrühe
150 ml	Olivenöl
500 ml	weißer Balsamicoessig
½ Esslöffel	Löwenzahn (~ 70 Gramm)
1 ½ Esslöffel	Salz
	Pfeffer

Zubereitung

I. Für die Zubereitung des Teiges das Mehl mit der Hefe, dem Backpulver, dem Zucker und dem Öl vermischen.

II. Dem trockenen Teig nach und nach das Wasser beimengen und für rund 15 bis 20 Minuten zu einem ordentlichen Teig verkneten bis er nicht mehr klebt. Unter Umständen ein wenig mehr Wasser oder Mehl hinzugeben um eine geeignete Teigkonsistenz zu erzielen.

III. Den fertigen Teig in eine Schüssel geben und mit einem Tuch abdecken – dann für etwa eine halbe Stunde beiseite stellen und aufgehen lassen.

IV. Im Anschluss mandarinengroße Teigkugeln formen und mit einem Nudelholz bis zu einer Dicke von einem halben Zentimeter rund ausrollen.

V. Die kreisrunden Teigplatten mithilfe eines Pizzaschneiders in sechs gleich große Dreiecke schneiden. Dann zum frittieren, entweder in eine Fritteuse oder eine hohe Pfanne mit heißem Öl, geben und solange im Fett belassen, bis sie beginnen eine braune Farbe anzunehmen.

Mapo Doufu

Das Gericht ist vor allem in zentraleren Regionen Asien eine weit verbreitete und gern zubereitete Speise. Je nachdem, wie scharf man das Gericht gerne zubereiten möchte, kann die Menge der Chilis und des Pfeffers angepasst werden – in der traditionellen Zubereitung ist Mapo Doufu sehr scharf.

Schwierigkeitsgrad: leicht
Portionen: 2
Zubereitungsdauer: 20 Minuten

Zutaten

400 g	Tofu
100 ml	Gemüsebrühe
1 Teelöffel	Chiu Chow Chiliöl mit Chiliflocken
1 Teelöffel	Szechuan Pfefferkörner
1 Teelöffel	Zucker
1 Esslöffel	Maisstärke
1 Esslöffel	Schwarze Bohnen-Knoblauch-Sauce
2 Esslöffel	Chili-Bohnen-Paste
2 Esslöffel	Sojasauce
2	Frühlingszwiebeln
	Öl
	weißer Jasminreis

Zubereitung

I. Den Tofu zunächst würfeln, sodass die Stücke etwa eine Größe von rund 2 Zentimetern haben. Die Frühlingszwiebeln unter lauwarmen Wässern abspülen und diagonal in dünne Ringe schneiden.

II. In einer Pfanne oder einem Wok 2 Esslöffel Öl stark erhitzen – dabei die Pfanne ein wenig herumschwenken um das Öl gleichmäßig in der Pfanne zu verteilen. Dann die Temperatur auf mittlere Hitze herunterdrehen und die Chili-Bohnen-Paste für etwa 30 Sekunden erhitzen. Währenddessen immer wieder einmal umrühren sodass sich die Paste verteilt und das Öl rötlich einfärbt.

III. Sobald das Öl also eine rötliche Farbe aufweist kann die Bohnen-Knoblauch-Paste mit hineingerührt und auch das Chiliöl mit in die Pfanne gegeben werden.

IV. Die Gemüsebrühe mit in die Pfanne gießen und mit dem restlichen Pfanneninhalt verrühren, erst dann die Tofu Würfel in der Pfanne anbraten. Dabei vorsichtig vorgehen um ein zerbrechen des Tofus zu vermeiden.

V. Den Pfanneninhalt mit der Sojasauce würzen und mit dem Zucker ein wenig süßen, abschmecken und dann für weitere 5 Minuten köcheln lassen.

VI. Danach die Frühlingszwiebeln in der Pfanne mit anbraten lassen. In der Zwischenzeit die Maisstärke in eine Tasse mit 2 Esslöffeln Wasser geben, mithilfe einer Gabel glattrühren, sodass Klümpchen sich auflösen und dann unter permanentem Rühren langsam zum restlichen Pfanneninhalt gießen.

VII. Weiterhin alles solange gründlich verrühren bis die Konsistenz beginnt anzudicken und eine glänzende Oberfläche entsteht.

VIII. Zum Servieren das Gericht dann auf den Tellern noch mit ein wenig des Szechuan-Pfeffers garnieren und zusammen mit weißem Jasminreis auftischen.

Nudelsalat Mexicana mit Jalapeños

In Mexiko ist dieses leckere Gericht auch als Ensalada de Maccarones bekannt und überaus beliebt! Ein Salat, welcher durch die Jalapeños die nötige Schärfe bekommt.

Schwierigkeitsgrad: mittel
Portionen: 2
Zubereitungsdauer: 35 Minuten

Zutaten

200 g	Penne (am besten Vollkorn)
250 g	rote Spitzpaprika
250 g	Tomaten
½ Teelöffel	Kreuzkümmel
2 Esslöffel	Kürbiskerne
2 ½ Esslöffel	Öl
¼ Bund	Koriander
2 Zweige	Oregano
½	Limette
1	Jalapeño (alternativ eingelegte Peperoni)
1	Knoblauchzehe
1	Zwiebel
1 ½	Maiskolben
	Salz
	Pfeffer

Zubereitung

I. Den Backofen auf die Grillstufe stellen und darunter die Spitzpaprika so lange wenden bis sie beginnt schwarz zu werden. Dann in einer abgedeckten Schüssel für rund 10 Minuten ziehen lassen.

II. Die Jalapeño erst einmal abtropfen lassen und im Anschluss in grobe Stückchen schneiden und in eine Schüssel geben.

III. Die Tomaten anschließend erst einmal waschen, dann vierteln und die Kerne entfernen. Auch sie in grobe Stücke schneiden und ebenfalls in die Schüssel zu den Jalapeños geben.

IV. Die Gewürze – Oregano und Koriander – als erstes gründlich waschen und dann durch Schütteln trocknen. Die Blätter jeweils abtrennen und fein zerhacken – auch sie dem Schüsselinhalt beimengen.

V. Die Zwiebel und den Knoblauch erst einmal von der Schale befreien und dann ebenfalls in feine Stücke hacken.

VI. Den Maiskolben unter lauwarmen Wässern abwaschen und die einzelnen Maiskörner mithilfe eines Messers vom Kolben herunterschneiden.

VII. Der Spitzpaprika im Anschluss die schwarz geröstete Schale mit einem Messer abziehen und dann in vier gleich große Stücke teilen.

VIII. Das Kerngehäuse der Paprika und ihre Kerne entfernen, danach würfeln und zum übrigen Schüsselinhalt geben.

IX. Die Nudeln bis zur Bissfestigkeit nach der Packungsanleitung kochen.

X. Währenddessen die Kürbiskerne in eine Pfanne geben und ohne Öl oder anderes Fett anrösten. Dabei sollten sie beginnen ihren Duft zu entfalten, sobald dies geschieht, aus der Pfanne nehmen.

XI. Danach die Maiskörner in der Pfanne anrösten. Dabei aufpassen, dass die Maiskörner nach und nach hinzugegeben werden und immer wieder einmal gerührt werden. Beim Rösten sollten bräunliche Stellen entstehen, was nach rund 4 bis 5 Minuten der Fall sein sollte. Auch sie im Anschluss den Zutaten in der Schüssel beimischen.

XII. Nun das Öl in die Pfanne geben und in ihm dann die fein gehackten Knoblauch und die Zwiebeln für etwa 3 bis 4 Minuten dünsten bis sie glasig werden. Dann den Kreuzkümmel unterrühren und für weitere 20 Sekunden in der Pfanne belassen.

XIII. Das Nudelwasser bis auf etwa 6 bis 8 Esslöffel abgießen und die Nudeln im Anschluss zusammen mit dem Knoblauch und den Zwiebeln mit dem restlichen Schüsselinhalt ordentlich vermengen. Dazu als Würzung den Saft einer Limette, Salz und auch Pfeffer geben.

XIV. Zum Schluss die Kürbiskerne über dem Nudelsalat verteilen. Das Nudelwasser nach längerem Stehen unterrühren damit der Salat wieder frisch schmeckt.

Pilz-Omelett (Low Carb)

Dieses Abendessen ist ein wirklicher Nährstofflieferant – Eiweiß, Vitamine, Mineralstoffe und einiges an Kurkuma machen dieses Rezept zu einer wirklich gesunden Mahlzeit.

Schwierigkeitsgrad: leicht
Portionen: 2
Zubereitungsdauer: 20 Minuten

Zutaten

100 g	Champignons
1 Teelöffel	Kurkumapaste
1 Esslöffel	Olivenöl
2 ½ Esslöffel	Milch
3 Stiele	Koriander
4	Eier
	Paprikapulver, edelsüß
	Salz
	Fladenbrot

Zubereitung

I. Den Backofen auf 200°C Umluft vorheizen.

II. Derweil die Pilze mit einem Pinsel säubern oder vorsichtig unter fließendem Wasser abspülen, dann in grobe Stückchen zerhacken.

III. Die Eier zusammen mit der Kurkumapaste, der Milch, ¼ Teelöffel edelsüßem Paprikapulver und Salz in einer Schüssel ordentlich miteinander verquirlen bis sich eine homogene Flüssigkeit ergibt.

IV. Den Koriander kurz abspülen, trocknen und seine Blätter grob zerhacken. ¾ des gehackten Korianders dann mit in die Schüssel mit der Eiflüssigkeit geben.

V. In einer ofenbeständigen Pfanne eine kleine Menge Öl auf hoher Stufe erhitzen. Die Pilze in die Pfanne geben und etwa 2 Minuten langwährend permanenten Wendens scharf anbraten.

VI. Über den Pilzen dann nach 2 Minuten die Eierflüssigkeit verteilen und so für 3 Minuten in der Pfanne anbraten. Im Anschluss dann die Pfanne samt Omelett in den vorgeheizten Ofen stellen und für circa 3 bis 5 Minuten backen bis das Ei beginnt zu stocken.

VII. Beim Servieren dann den übrigen gehackten Koriander auf dem Omelett verteilen und mit Fladenbrot anrichten.

Pilzpfanne

In der asiatischen Küche gehört die Pilzpfanne zu den beliebtesten Gerichten – zubereitet mit Sesamknödeln wird diese Mahlzeit zum echten Geschmackserlebnis.

Schwierigkeitsgrad: leicht
Portionen: 2
Zubereitungsdauer: 90 Minuten

Zutaten

15 g	Butter
40 g	Sesam
125 g	Shiitake-Pilze
375 g	Austernpilze
65 ml	Gemüsebrühe
125 ml	Milch
½ Teelöffel	Speisestärke
1 Esslöffel	Tomatenketchup
3 Esslöffel	Sojasauce
3 ½ Esslöffel	Öl
¼ Bund	Koriander
½ Bund	Lauchzwiebeln
1	Ei
1 ½	Chilischoten
2	Brötchen (vom Vortag)
	gemahlener Koriander
	Koriander
	Salz
	Pfeffer

Zubereitung

I. Zunächst die Milch zusammen mit der Butter erhitzen bis die Butter vollständig geschmolzen ist. In der Zwischenzeit bereits die Brötchen vom Vortag in Stückchen schneiden und mit der Butter-Milch-Mischung und ½ Ei zu einer homogenen Teigmasse kneten.

II. Den Koriander im Anschluss unter fließendem Wasser abspülen, kurz vorsichtig abtrocknen und zerhacken. Den gehackten Koriander dann mit dem durchgekneteten Teig vermengen und mit Salz sowie Pfeffer würzen. Nachfolgendend dann damit beginnen, den Teig zu einer Rolle mit einer Länge von etwa 20 Zentimetern zu formen. Die Brötchenteigrolle dann in ein Geschirrtuch legen und umwickeln – dabei die Enden des Geschirrtuches miteinander verbinden.

III. Salzwasser in einen Topf geben und aufkochen. Sobald das Wasser sprudelnd kocht die Teigrolle im Geschirrtuch eingewickelt hineingeben, die Herdplatte auf niedrige Temperatur herunterstellen und für etwa 30 bis 35 Minuten im köchelnden Wasser garen.

IV. Nach der Garzeit den Kloß teig wieder aus dem Salzwasser nehmen und ein wenig auskühlen lassen. Im Anschluss dann das Geschirrtuch wieder abwickeln und den Teig in etwa 4 gleich große Scheiben aufteilen. Die andere übrig gebliebene Hälfte des Eis verquirlen.

VI. Die Teigstücke dann zunächst in das Ei eintauchen und dann im Sesam wenden um einen gleichmäßigen Sesammantel zu erhalten.

VII. Im Anschluss die Lauchzwiebeln gründlich abspülen und in Röllchen schneiden. Die Pilze entweder mit einem Pinsel vorsichtig reinigen oder vorsichtig mit Wasser abspülen und je nach Größe unter Umständen in zwei Hälften teilen. Die Chilischote ebenfalls abwaschen und in dünne Ringe kleinschneiden.

VIII. In einer Pfanne anschließend 1 ½ Esslöffel Öl erwärmen und die Pilze im heißen Öl scharf anbraten. Dann die Lauchzwiebelröllchen und die Chiliringe mit hinzugeben und braten. Das Ganze nach einer kurzen Zeit mit der Brühe und der Sojasauce aufgießen.

IX. In einer Tasse dann den Ketchup und die Stärke miteinander verrühren bis sich eine glatte Konsistenz ergibt – erst dann mit in die Pfanne geben, unterrühren und mit aufkochen lassen.

X. Die Pilzpfanne dann mit dem Koriander und dem Salz würzen. Die Pilze aus der Pfanne nehmen und in einem aufgewärmten Ofen bei etwa 30°C warmhalten.

XI. Während die Pilze im Backofen auf der Temperatur gehalten werden, die Sesamknödel in der Pfanne anbraten bis sie sich goldbraun verfärben. Die gebratenen Knödelscheiben dann zusammen mit der Pilzpfanne, garniert mit ein wenig Chili und einer kleinen Menge Koriander, servieren.

Rotes Panang-Curry

Gerade in der asiatischen Küche ist Curry in Kombination mit Kokosmilch ein überaus beliebtes Gericht. Diese Variante des Currys kann in jeder Saison gut gegessen werden – verwendet man zusätzlich einen Hokkaido-Kürbis und Champignons, so ergibt sich eine geschmackvolle Winterversion.

Schwierigkeitsgrad: leicht
Portionen: 2
Zubereitungsdauer: 60 Minuten

Zutaten

15 g	frischer Galgant
40 g	Kirschtomaten
60 g	Zwiebeln
75 g	Champignons
125 g	Brechbohnen
175 g	frittierter Tofu (Asiatischer Laden)
400 g	grüner Hokkaido
200 ml	Gemüsefond
200 ml	Kokosmilch
1 Esslöffel	Öl
1 Esslöffel	Brauner Zucker
1 ½ Esslöffel	Panang-Currypaste (oder rote Currypaste)
1 ½ Esslöffel	Sojasauce
1 Stange	Zitronengras
3 Stiele	Basilikum
½	Bio-Limette
1	Knoblauchzehe
2 ½	Kaffirlimettenblätter
	Salz

Zubereitung

I. Als erstes den Knoblauch und die Zwiebeln schälen, diese dann in Würfel schneiden. Den Galgant ebenfalls schälen und in Scheiben mit einer Dicke von rund 8 Millimetern schneiden.

II. Das Zitronengras abspülen, säubern und flachklopfen, im Anschluss dann der Länge nach in zwei Hälften teilen.

III. Den Hokkaido ordentlich waschen, in zwei Hälften schneiden und die Kerne herauskratzen. Das kernlose Fruchtfleisch dann in mundgerechte Stücke schneiden – selbiges mit dem Tofu wiederholen.

IV. Das Öl in einen Topf geben und auf hoher Hitze erwärmen. Die Herdplatte ein wenig herunterstellen und den Galgant, den Knoblauch sowie die Zwiebeln in das Öl geben und dünsten lassen, bis alles leicht glasig wird.

V. Dann 1 ½ Esslöffel Kokosfett, welches von der Kokosmilch stammt, zusammen mit der Currypaste in den Topf geben und für rund 1 bis 2 Minuten unterrühren.

VI. Danach auch den Rest der Kokosmilch sowie das Gemüsefond hinzugeben und weiterköcheln lassen.

VII. Nach kurzer Zeit ½ Esslöffel Zucker, die Kaffirblätter, die Sojasauce und das Zitronengras mit dem Topfinhalt verrühren und im geschlossenen Topf auf mittlerer Hitze etwa 15 Minuten lang kochen lassen.

VIII. In der Zwischenzeit bereits die Champignons mithilfe eines Pinsels säubern oder alternativ vorsichtig mit Wasser abwaschen und ein wenig trocken tupfen und anschließend die kleinen Champignons halbieren, die großen Champignons hingegen vierteln.

IX. Die Tomaten in zwei Hälften schneiden und die Bohnen putzen. Diese dann in einem separaten Topf mit gesalzenem Wasser für etwa 4 Minuten gar werden lassen – sobald dies der Fall ist, das Salzwasser der Bohnen weggießen und die Bohnen abschrecken.

X. Die klein geschnittenen Kürbis- und Tofu Stücke zu dem Curry in den Topf geben und mit Salz würzen. Im Topf dann für zunächst 5 Minuten mitkochen lassen – nach diesen auch die Pilze und Tomaten mit in den Topf geben und alles für weitere 10 bis 15 Minuten kochen.

XI. Unterdessen die Basilikumblätter vom Stiel trennen und die Limette spalten.

XII. Die gegarten Bohnen erst einen kurzen Augenblick vor Beendigung der Kochzeit untermengen und noch einmal aufwärmen lassen.

XIII. Abschließend das Gericht mit Limettensaft, Zucker und ein wenig Salz abschmecken. Den Galgant, die Kaffirblätter und das Zitronenglas aus dem Curry entfernen und dafür das Basilikum aufstreuen.

Tipp: Eine leckere Beilage zu diesem Curry-Gericht ist Duftreis.

Tajine

Ein traditionelles afrikanisches Rezept, welches in der marokkanischen Küche in einem speziellen Schmortopf zubereitet wird.

Schwierigkeitsgrad: leicht
Portionen: 2
Zubereitungsdauer: 20 Minuten
Koch-/Backzeit: 40 Minuten

Zutaten

100 g	Kichererbsen (aus der Dose)
210 ml	gehackte Tomaten (aus der Dose)
¼ Teelöffel	Kreuzkümmel
¼ Teelöffel	Ras el-Hanout
½ Messerspitze	Paprikapulver, edelsüß
½	Chilischote
½	Karotte
½	Knoblauchzehe
½	Paprika, gelb
½	Paprika, rot
½	Zwiebel
1	Zucchini
	Salz
	Pfeffer
	Petersilie

Zubereitung

I. Den Backofen auf 165°C Ober-/Unterhitze vorheizen. In der Zwischenzeit die Tajine in warmes Wasser geben und für etwa 20 Minuten einweichen lassen.

II. Unterdessen die Flüssigkeit aus der Dose der Kichererbsen abgießen, die Kichererbsen in ein Sieb geben und mit lauwarmen Wasser gründlich abspülen.

III. Die Zucchini ebenfalls gründlich waschen und die beiden Endstücke wegschneiden. Das Fruchtfleisch dann in Streifen mit einer Länge von etwa 3 Zentimetern schneiden. Die Karotten sowie die Paprikaschoten ebenfalls abspülen, die Karotte mithilfe eines Sparschälers schälen, das Kerngehäuse samt den Kernen aus den Paprikaschoten herausschneiden und beides, die Karotte und die Paprikaschoten, ebenso in Streifen schneiden. Den Knoblauch und die Zwiebel schälen und klein würfeln.

IV. Das Tomatenwasser abgießen und die Tomaten in einer Schüssel mit den Gewürzen (Chili, Kreuzkümmel, Paprikapulver, Ras el-Hanout, Salz und Pfeffer) würzen.

V. Die Kichererbsen und die Tomatensauce miteinander verrühren und mit in die Tajine geben. Das vorbereitete Gemüse dann darauf verteilen und die Tajine verschlossen für 30-40 Minuten zum Schmoren in den vorgeheizten Backofen geben.

VI. In der Zwischenzeit bereits die Petersilie abwaschen und fein zerhacken – beim Servieren der Tajine dann über ihr verteilen.

Tee-Eier

Im asiatischen Raum sind Tee-Eier eine weit verbreitete Delikatesse – in diesem Rezept werden sie mit Ingwer zubereitet.

Schwierigkeitsgrad: leicht
Portionen: 2
Zubereitungsdauer: 60 Minuten

Zutaten

5 g	Ingwer
1 ½ Teelöffel	Teeblätter (Assam / Darjeeling)
2	Eier

Zubereitung

I. Die Eier zunächst kochen bis sie hart werden – dafür die Eier für etwa 10 Minuten eingestochen in kochendes Wasser geben. Danach mit kaltem Wasser abschrecken und die Eierschale rundherum auf eine Arbeitsfläche schlagen damit sich um das gesamte Ei herum Risse bilden. Das Ei allerdings nicht pellen!

II. Den Ingwer dann schälen und in dünne Scheiben kleinschneiden.

III. Die Assam- oder Darjeeling-Teeblätter zusammen mit dem Ingwer für rund 5 Minuten in 1 Liter kochendes Wasser geben und ziehen lassen bis der Tee beginnt ein intensives Aroma zu entwickeln und sich dunkel verfärbt.

IV. Dann den Topf von der Herdplatte nehmen und die Eier in das Teewasser legen, wo sie für circa 1 ½ Stunden zum Ziehen belassen werden. Erst nach dieser Ziehzeit die Eierschale abpellen und die Eier servieren.

Tomaten-Mozzarella-Nudeln mit Pinienkernen

Nudeln mit Tomatensauce kennt jeder und kann jeder – deshalb haben wir hier einmal eine neue Version von Nudeln, die mindestens genauso gut schmeckt wie die Standardversion.

Schwierigkeitsgrad: leicht
Portionen: 2
Zubereitungsdauer: 15 Minuten

Zutaten

20 g	Pinienkerne
25 g	getrocknete Tomaten (ohne Öl)
125 g	Mozzarella
150 g	Farfalle
2 Esslöffel	Olivenöl
3 Stiele	Oregano
	Salz
	Pfeffer

Zubereitung

I. Die getrockneten Tomaten in einer Schüssel mit kochendem Wasser für rund 15 Minuten einweichen.

II. Die Nudeln dann in Salzwasser bis zur Bissfestigkeit nach Packungsanleitung kochen.

III. Den Mozzarella zwischenzeitlich abtropfen und in Stückchen schneiden.

IV. Den Oregano mit lauwarmem Wasser abwaschen und durch Schütteln trocknen. Dann die Blätter vom Stiel trennen und fein hacken.

V. Das Wasser der Tomaten abgießen und diese dann ein wenig ausdrücken, damit die überschüssige Flüssigkeit schwindet. Anschließend in grobe Würfel schneiden.

VI. Das Olivenöl in eine Pfanne geben und aufheizen. Sobald mittlere Hitze erreicht ist, die Pinienkerne hinzugeben und für etwa 2 bis 3 Minuten rösten bis sie leicht braun werden. Dabei immer wieder mal umrühren.

VII. Die Tomatenwürfel mit in der Pfanne andünsten – nach einer kurzen Zeit dann 2 Esslöffel des Nudelwassers hinzufügen.

VIII. Das Nudelwasser anschließend abgießen und die Nudeln zum Abtropfen in ein Sieb geben.

IX. Im Anschluss zu den Tomaten und Pinienkernen in die Pfanne geben und gut mit beidem vermengen.

X. Abschließend auch den klein geschnittenen Mozzarella sowie die fein gehackten Oregano Blättchen in der Pfanne mit den restlichen Zutaten verrühren und mit Salz und Pfeffer würzen.

Zoodlen mit Tofu-Gröstl (Low Carb)

Zoodlen – auch bekannt als Zucchininudeln – sind die kohlenhydratarme Alternative zu den normalen Nudeln. Zusammen mit dem Tofu-Gröstl, der auch noch mit Sesam verfeinert wird, werden diese gesunden Nudeln zum echten Geschmackserlebnis.

Schwierigkeitsgrad: mittel
Portionen: 2
Zubereitungsdauer: 25 Minuten

Zutaten

20 g	Ingwer
175 g	geräucherten Tofu
500 g	Zucchini
1 Esslöffel	Sesamsamen
1 ½ Esslöffel	Sonnenblumenöl
2 Esslöffel	helle Sojasprossen
2 Esslöffel	Röstzwiebeln
1	Knoblauchzehe
1	Limette
	Salz
	Pfeffer

Zubereitung

I. Zu Beginn die Zucchini waschen und mithilfe eines Spiralschneiders zu Zoodlen verarbeiten. Dafür die Zucchini in lange und vor allem dünne Streifen schneiden.

II. Dann die Schale des Ingwers und des Knoblauchs entfernen und sowohl Ingwer als auch Knoblauch fein hacken. Den Tofu hingegen nur in grobe Stücke brechen.

III. In einer Pfanne anschließend ½ Esslöffel Öl auf Temperatur bringen und den Tofu dann in dieser für etwa 2 Minuten braten. Dabei immer mal wieder wenden damit er nicht von einer Seite anbrennt.

IV. Den Ingwer, den Knoblauch und auch die Sesamsamen zum Tofu in die Pfanne geben und für rund 3 weitere Minuten mitbraten.

V. Für die Würze die Sojasauce hinzugießen und mit den Zutaten in der Pfanne vermischen – danach aus der Pfanne herausnehmen und warmhalten. (Hierfür kann auch ein Ofen bei etwa 30°C verwendet werden)

VI. Die Pfanne mithilfe eines Küchentuchs kurz reinigen und 1 Esslöffel Öl in diese geben. Das Öl erhitzen und die Zoodlen hinzugeben – diese in der Pfanne immer wieder wenden bis sie die gewünschte Bissfestigkeit erreicht haben.

VII. Im Anschluss mit Salz und Pfeffer würzen und den Saft einer Limette hinzugeben um das Ganze noch einmal abzuschmecken. Zum Schluss das Gericht mit Röstzwiebeln garniert servieren.

Desserts

Ananas-Sorbet mit Kokos

Eine leckere asiatische Nachspeise, die geschmacklich ein wenig an einen Piña Colada erinnert – allerdings nicht als Cocktail, sondern als Sorbet.

Schwierigkeitsgrad: mittel
Portionen: 2
Zubereitungsdauer: 90 Minuten

Zutaten

Sorbet:

8 g	Pektin
50 g	Zucker
500 g	Ananas
100 ml	Kokosmilch
½ Esslöffel	Limettensaft
⅓	Chilischote

Sesamkrokant:

20 g	Klebreis
70 g	Zucker
⅓ Teelöffel	schwarze Sesamsaat
¾ Esslöffel	geschälte Sesamsaat
1 ½	Kaffir-Limettenblätter

Ananas:

1 ½ Teelöffel	Brauner Zucker
¾	Baby-Ananas

Zubereitung

I. Damit beginnen den Zucker zusammen mit 50 Millilitern Wasser und einem Drittel einer eingeschnittenen Chilischote in einem Topf aufzukochen.

II. Die Ananas aufschneiden und der Länge nach halbieren – dabei den Strunk der Ananas entfernen und in mundgerechte Stücke kleinschneiden.

III. Die Ananasstücke mit in den Topf geben und bei niedriger Hitze für rund 5 bis 6 Minuten köcheln lassen. Dann die Kokosmilch hinzugießen und unter Rühren etwa 2 bis 3 weitere Minuten mitkochen lassen.

IV. Den Topfinhalt pürieren und mit dem Pektin andicken. Den Limettensaft hinzugeben und abwarten bis das Ananaspüree abgekühlt ist.

V. Sobald es kühl ist, in eine Eismaschine umfüllen und in dieser etwa 20 Minuten lang gefrieren lassen bis sich eine cremige Eiskonsistenz ergibt. Dann aus der Eismaschine nehmen und noch einmal für rund eine halbe Stunde in das Kühlfach stellen und dort zugedeckt einfrieren.

VI. In der Zwischenzeit den Krokant zubereiten – dafür den Reis in einer Pfanne auf niedriger Hitze anrösten bis er beginnt sich hellbraun zu färben, dies dürfte etwa 10 Minuten dauern. Nach 8 Minuten jedoch bereits den geschälten Sesam hinzugeben, für die letzten 2 Minuten mitrösten und dann abkühlen lassen.

VII. Unterdessen die Kaffirblätter fein hacken und zu dem abkühlenden Reis hinzugeben.

VIII. Zwei Backpapiere und ein Nudelholz neben einen weiteren Topf legen. In diesem Topf dann den Zucker auf mittlerer Hitze aufwärmen bis er beginnt, sich zu einem hellbraunen Karamell zu entwickeln.

IX. Dem Karamell dann die Sesam-Reis-Mischung beimengen und unter ständigem Rühren für 1 Minute weiter erhitzen.

X. Dann umgehend die Karamell-Sesam-Reis-Masse auf das Backpapier gießen, mit dem zweiten abdecken, sofort mit dem Nudelholz so dünn wie nur möglich ausrollen und für eine kurze Zeit abkühlen lassen bevor das Backpapier zum vollständigen Erkalten abgezogen wird.

XI. Während der Karamell abkühlt die Baby-Ananas in so dünne Scheiben wie nur möglich schneiden und nebeneinander ausbreiten.

XII. Kurz vor dem Servieren den braunen Zucker über die Ananasscheiben streuen und mithilfe eines Flambierers karamellisieren. Das Sorbet dann zusammen mit den karamellisierten Ananasscheiben auf einen Teller geben, den Krokant auseinanderbrechen und als Garnitur zurecht drapieren.

Bananen-Dattel-Creme

In der arabischen Küche wird dieses Dessert gerne zubereitet, eine leckere Kombination aus süßen Früchten in Kombination mit Sahne.

Schwierigkeitsgrad: leicht
Portionen: 2
Zubereitungsdauer: 15 Minuten
Ruhezeit: 24 Stunden

Zutaten

125 g	Datteln
100 ml	Sahne
¼ Prise	Salz
1 ¼	Bananen

Zubereitung

I. Zu Beginn die Bananen schälen und in dünne Scheiben schneiden. Den Stein der Datteln entfernen und die Datteln selbst in zwei Hälften schneiden.

II. Die Datteln und die Bananenscheiben in einem Glas abwechseln schichten bis beides verbraucht ist.

III. Im Anschluss die Sahne mithilfe eines Mixers unter Beigabe von ¼ Prise Salz solange schlagen, bis sie eine halbsteife Konsistenz erhält. Erst dann die Sahne über dem geschichteten Obst im Glas verteilen.

IV. Die Dessertgläser abschließend in den Kühlschrank stellen und für mindestens eine Nacht ziehen lassen bevor das Dessert serviert werden kann. Über Nacht nimmt das Obst etwas der Sahne auf, was zu einer weichen aber doch klebrigen Konsistenz des Obstes sorgt.

Blaubeer-Mandel-Cupcakes (Low Carb)

Naschen ohne schlechtes Gewissen oder jegliches Kalorienzählen – mit diesen Muffins wird es durch die kohlenhydratarme Zubereitung möglich.

Schwierigkeitsgrad: leicht
Portionen: 12 Muffins
Zubereitungsdauer: 15 Minuten

Zutaten

50 g	Frischkäse
50 g	Kokosmehl
100 g	Blaubeeren
100 g	Mandelmehl
1 Teelöffel	Backpulver
4 Esslöffel	Zucker
6	Eier
	Puderzucker
	Zitronenabrieb

Zubereitung

I. Zu Beginn den Backofen auf 180°C vorheizen und 12 Muffin Förmchen oder eine Muffinform vorbereiten.

II. Dann den Muffin teig herstellen. Hierfür zunächst die Eier zusammen mit dem Zucker mithilfe eines Mixers schaumig aufschlagen. Dem Eierschaum dann den Frischkäse beimengen.

III. Eine kleine Menge Zitronenabrieb mit in die Teigmischung geben und dann nach und nach während des stetigen Rührens das Backpulver, das Kokos- sowie das Mandelmehl unterrühren bis alles eine relativ einheitliche Teigmasse ergibt.

IV. Die Blaubeeren unter fließendem Wasser gründlich abspülen, ein wenig abtrocknen und unter die Teigmasse heben.

V. Den Teig dann gleichmäßig auf die 12 Muffin Förmchen verteilen und für circa 20 Minuten auf mittlerer Schiene backen. Die Muffins sollten dabei eine goldbraune Färbung annehmen.

VI. Im Anschluss die Muffins aus dem Backofen nehmen, ein wenig abkühlen lassen und kurz vor dem Servieren mit Puderzucker bestäuben.

Chiapudding mit Kokos-Vanille-Geschmack (Low Carb)

Im ersten Moment mag man meinen, dass Low Carb und Desserts gar nicht so gut harmonieren – doch diese Nachspeise beweist das absolute Gegenteil. Ein leckeres Dessert mit gesunden Chiasamen.

Schwierigkeitsgrad: leicht
Portionen: 2
Zubereitungsdauer: 15 Minuten

Zutaten

30 g	Chiasamen
150 ml	Kokosmilch
150 ml	Wasser
½ Teelöffel	Zimt
1 Esslöffel	Ahornsirup (alternativ Birkenzucker)
3 Esslöffel	gehackte Cashews
3 Esslöffel	Kokosraspeln
1 Messerspitze	gemahlene Vanille
1 Prise	Salz

Zubereitung

I. Zuerst den Ahornsirup, die Kokosmilch und das Wasser in einer Schüssel miteinander vermischen.

II. Der Mischung Vanille, die Prise Salz sowie den Zimt hinzufügen und ordentlich mit den anderen Zutaten verrühren.

III. Im Anschluss die Chiasamen beimengen.

IV. Auch die gehackten Cashews und die Kokosraspeln in die Schüssel geben und untermengen.

V. Den vorbereiteten Pudding nun in den Kühlschrank stellen und für mindestens 1 Stunde – noch besser jedoch über Nacht – kühlen und fest werden lassen. Hin und wieder umrühren damit die Chiasamen die sie umgebenden Zutaten ordentlich aufnehmen können.

VI. Zunächst wird der Pudding noch eine sehr flüssige Konsistenz haben, je länger er jedoch im Kühlschrank steht, desto mehr verfestigt sich auch die Konsistenz.

VII. Beim Servieren kann der Chia Pudding optimal mit Marmeladen oder auch Beeren in Gläsern serviert werden. Das Dessert abschließend noch mit einer kleinen Menge des Ahornsirups übergießen.

Erdbeermousse (Low Carb)

Mousse au Chocolat kann jeder – hier kommt nun ein sommerliches, erfrischendes Erdbeermousse. Kohlenhydratarm und somit ist sogar naschen mit gutem Gewissen möglich!

Schwierigkeitsgrad: leicht
Portionen: 2
Zubereitungsdauer: 15 Minuten

Zutaten

6 g	Agar Agar
240 g	Erdbeeren
300 g	Magerquark
60 ml	Beerensaft
60 ml	Wasser
200 ml	Schlagsahne
2 Esslöffel	Zitronensaft
4 Esslöffel	Zucker
1	Vanilleschote
	Zitronenraspel

Zubereitung

I. Den Magerquark in einer Schüssel mit 2 Esslöffeln des Zuckers zu einer glatten Creme verrühren. Dieser dann die Zitronenraspeln und den Zitronensaft beifügen und gründlich untermischen.

II. Die Erdbeeren unter fließendem, lauwarmem Wasser kurz abspülen, ein wenig abtrocknen und dann in kleine Stücke schneiden. Diese mit dem Beerensaft, dem Wasser und dem restlichen Zucker verrühren und mithilfe eines Stabmixers zu einem Püree ähnlichen Konsistenz verarbeiten.

III. Das Erdbeerpüree in einen Topf füllen, das Mark der Vanilleschote herauskratzen, dieses zusammen mit dem Agar Agar unter die Erdbeermasse rühren und für etwa 5 Minuten vor sich hin köcheln lassen. Danach vorerst zum Abkühlen beiseitestellen.

IV. Sobald das Erdbeerpüree abgekühlt ist, dieses mit dem Zitronenquark verrühren. Die Sahne mithilfe eines Mixers solange aufschlagen bis sich eine steife Konsistenz ergibt und erst dann unter die Erdbeer-Zitronencreme heben.

V. Abschließend das Erdbeermousse für 2 Stunden kaltstellen, damit es fest wird.

Fruchtige Sommer-Bowle

Eine leckere, erfrischende Nachspeise mit Apfelsaft und Mineralwasser verfeinert mit Minzsirup.

Schwierigkeitsgrad: mittel
Portionen: 16
Zubereitungsdauer: 20 Minuten

Zutaten

500 g	Erdbeeren
100 ml	Minzsirup
1 Liter	Mineralwasser
2 Liter	klarer Apfelsaft
4 Stiele	Minze
1	Mango
1	Zitrone
4	Kiwis

Zubereitung

I. Zunächst die Erdbeeren waschen und in dünne Scheiben schneiden.

II. Die Kiwis schälen, der Länge nach halbieren und ebenfalls in dünne Scheiben schneiden.

III. Die Mango ebenfalls schälen, den Kern entfernen und in kleine Würfel schneiden.

IV. Den Saft der Zitrone auspressen, mit dem Minzsirup vermischen und im Anschluss zu den zusammen mit den Früchten in einer geeigneten Schüssel vermischen. Im Anschluss für etwa eine halbe Stunde in den Kühlschrank stellen.

V. Den Apfelsaft mit dem Mineralwasser mixen und ebenfalls in den Kühlschrank geben.

VI. Abschließend die Minzblätter abwaschen und vom Stiel entfernen. Die Apfelsaft-Wasser-Mischung aus dem Kühlschrank nehmen und zu den Früchten in die Schüssel gießen.

VII. Die Bowle mit Minze dekorieren und servieren.

Geschichtete Schoko-Bananen-Creme

Eine leckere Kombination aus einer Schokocreme und einer fruchtigen Bananencreme, getoppt wird diese Nachspeise mit knackigem Haselnusskrokant.

Schwierigkeitsgrad: mittel
Portionen: 2
Zubereitungsdauer: 20 Minuten
Ruhezeit: 180 Minuten

Zutaten

20 g	Zucker
250 g	Quark
100 ml	Sahne
½ Päckchen	Vanillezucker
1	Banane
	Haselnüsse
	Krokant
	Nutella
	Zitronensaft

Zubereitung

I. Damit beginnen den Quark mit dem Vanille- und dem normalen Zucker zu verrühren.

II. Anschließend die Sahne mit einem Mixer aufschlagen und vorsichtig dem Quark unterheben.

III. Dann die Banane mit einer Gabel zu einer Art Püree zerdrücken und dieses mit ein wenig Zitronensaft vermischen.

IV. Eine Menge des Nutellas in einer Tasse in der Mikrowelle zum Schmelzen bringen. Dabei sollte sich eine relativ flüssige Konsistenz ergeben.

V. Damit beginnen die Nachspeise in einem Gefäß nach Wahl – vorzugsweise in einem Glas – zu schichten. Dafür als erstes ein wenig des Quarks in das Glas füllen, dann Nutella darauf verteilen und die Bananen auf das Nutella schichten.

VI. Das Ganze so lange wiederholen bis die Gläser voll sind und diese dann für rund zwei bis drei Stunden in den Kühlschrank zum kühlen geben.

VII. Kurz vor dem Ende der Ruhezeit des Desserts das Krokant vorbereiten. Dazu die Haselnüsse fein hacken und dann in einer Pfanne mit ein wenig Zucker bei niedriger Hitze karamellisieren lassen. Anschließend auf die gekühlte Nachspeise streuen und servieren.

Heidelbeer-Quark-Creme mit Amarettinis

Ein erfrischendes Dessert, was gerade in der warmen Sommerzeit eine willkommene Abwechslung zum Eis darstellt – mindestens genauso lecker.

Schwierigkeitsgrad: leicht
Portionen: 2
Zubereitungsdauer: 15 Minuten

Zutaten

50 g	Sahne
65 g	Amarettini
125 g	Magerquark
150 g	Blaubeeren
½ Esslöffel	Vanillezucker
½ Esslöffel	Zucker
	Amarettini (als Topping)

Zubereitung

I. Die Sahne zusammen mit dem Vanille- und dem normalen Zucker mithilfe eines Mixers aufschlagen bis die Sahne steif wird.

II. Den Quark in eine andere Schüssel geben und so lange rühren bis sich eine cremige Konsistenz ergibt.

III. Im Anschluss die aufgeschlagene Sahne dem Quark unterheben.

IV. Danach die Amarettinis in eine Tüte geben und mit der flachen Seite eines Fleischklopfers oder alternativ mit dem Nudelholz in grobe Brösel schlagen.

V. Im Falle der Nutzung von tiefgekühlten Blaubeeren diese erst einmal auftauen – ansonsten direkt zu Püree verarbeiten.

VI. Dann damit beginnen das Dessert in einem Glas oder einer Schüssel zu schichten. Dafür zunächst die zerschlagenen Amarettinis als Boden hineingeben, darauf dann die Quark-Sahne-Creme verteilen und mit einer Schicht des Blaubeerpürees abschließen.

VII. Als Topping ein paar ganze Amarettinis auf der Nachspeise verteilen und im Anschluss servieren.

Himbeer Scones

Scones sind leckere Kuchengebäcke, die in England zur Teezeit angereicht werden. Gefüllt werden sie oftmals mit unterschiedlichen Früchten – in diesem Fall mit fruchtigen Himbeeren.

Schwierigkeitsgrad: leicht
Portionen: 2
Zubereitungsdauer: 15 Minuten
Koch-/Backzeit: 20 Minuten

Zutaten

70 g	Zucker
90 g	Butter
150 g	Tiefkühl-Himbeeren
350 g	Mehl
160 ml	Sahne
1 Päckchen	Backpulver
1 Prise	Salz
1	Ei

Zubereitung

I. Zunächst den Backofen bei Ober-/Unterhitze auf 190°C vorheizen.

II. Für den Teig das Mehl mit dem Backpulver, dem Salz und dem Zucker vermischen.

III. Die Butter aus dem Kühlschrank nehmen und mit einer Gabel oder einem Teelöffel in kleine Flöckchen teilen, welche dann zu der trockenen Teigmischung gegeben werden.

IV. Das Ei im Anschluss mit der Sahne vermengen und ebenfalls zum Teig geben. Alles gut miteinander vermischen bis sich ein einheitlicher Teig ergibt.

V. Die Himbeeren aus dem Tiefkühlfach nehmen – alternativ können auch frische Himbeeren, die geviertelt und dann tiefgekühlt wurden, verwendet werden – und unter den Teig heben.

VI. Den Teig in acht gleich große Portionen teilen und diese dann kugelförmig zurechtkneten.

VII. Die Teigkugeln auf einem mit Backpapier ausgelegten Backblech verteilen und flach drücken bis sie etwa eine Dicke von rund 2,5 Zentimetern haben.

VIII. Das Backblech in den vorgeheizten Backofen geben und für etwa 20 Minuten backen.

Honigbanane aus dem Ofen

Gebackene Bananen sind die Traditionsnachspeise schlechthin im asiatischen Raum – in diesem Rezept wird in der Zubereitung des Teigs sogar vollkommen auf die Verwendung von Ei verzichtet.

Schwierigkeitsgrad: leicht
Portionen: 2
Zubereitungsdauer: 10 Minuten

Zutaten

80 g	Mehl
1 Teelöffel	Backpulver
1 Esslöffel	Zucker
8 Esslöffel	Wasser
1 Prise	Salz
2	Bananen
	Honig
	Öl

Zubereitung

I. Aus dem Backpulver und dem Mehl unter Zugabe des Salzes und dem Zucker eine trocknete Teigmischung anrühren. Dieser das Wasser untermengen und alles mithilfe einer Gabel oder eines Mixers zu einer relativ dickflüssigen Konsistenz verarbeiten – unter Umständen kann es an dieser Stelle nötig sein 1 bis 2 Esslöffel mehr oder weniger Wasser hinzufügen zu müssen, dies ist abhängig von dem Typ des verwendeten Mehls.

II. Die Bananen dann schälen und diagonal in recht dicke, gleichmäßige Scheiben schneiden. Die Bananenscheiben dann nacheinander mit dem Teig umhüllen und umgehend in eine hohe Pfanne mit viel heißem Öl oder eine Fritteuse geben und für etwa 2 Minuten frittieren bis der Teig eine goldbraune Farbe annimmt.

III. Die Bananen dann aus der Pfanne beziehungsweise Fritteuse nehmen und auf einem Küchenpapier abtropfen lassen, sodass das überschüssige Fett versickert.

IV. Auf dem zu servierenden Teller die Bananen schlussendlich noch mit dem Honig übergießen und erst dann verzehren.

Käsekuchen-Creme (Low Carb)

Wer Käsekuchen mag, der wird diese Creme lieben. Schmeckt wie die Quarkcreme des Käsekuchens und ist dabei auch noch ein kohlenhydratarmes Dessert.

Schwierigkeitsgrad: mittel
Portionen: 2
Zubereitungsdauer: 15 Minuten

Zutaten

250 g	Magerquark
4 ml	flüssiger Süßstoff (alternativ Stevia)
250 ml	Milch
½ Päckchen	Vanillepuddingpulver
½ Spritzer	Butter-Vanille-Aroma (optional)

Zubereitung

I. Als erstes das Vanillepuddingpulver in einer Tasse anrühren – dafür dem Pulver ein wenig der Milch beifügen und mit einer Gabel zu einer glatten Flüssigkeit rühren.

II. Den Rest der Milch in einen Topf geben und aufkochen lassen – das vorbereitete Puddingpulver in die Milch rühren und aufkochen lassen.

III. Dann den entstandenen Vanillepudding von der Herdplatte ziehen und den Magerquark mit in den Topf geben, untermengen und bis zu einer cremigen Konsistenz mischen.

IV. Die Pudding-Quark-Masse abkühlen lassen und abschließend den Süßstoff sowie das Butter-Vanille-Aroma mit in die Creme einrühren.

Malva-Pudding

Diese Nachspeise ist ein traditionelles afrikanisches Rezept – allerdings anders als der Name es vermuten mag, kein richtiger Pudding, wie man ihn im eigentlichen Sinne kennt.

Schwierigkeitsgrad: mittel
Portionen: 2
Zubereitungsdauer: 20 Minuten
Koch-/Backzeit: 45 Minuten

Zutaten

Teig:

175 g	Mehl
250 g	Zucker
250 ml	Milch
3 Teelöffel	Aprikosenmarmelade
3 Teelöffel	Essig
3 Teelöffel	geschmolzene Butter
3 Teelöffel	Natron
1	Ei

Sauce:

50 Gramm	Zucker
125 Milliliter	Butter
125 Milliliter	heißes Wasser
125 Milliliter	Milch
125 Milliliter	Sahne

Zubereitung

I. Zuerst den Backofen auf 180°C vorheizen.

II. In der Zwischenzeit eine Auflaufform in den Maßen 23x23x5 Zentimetern einfetten – dabei sollte es sich um eine Glas- oder Porzellanform handeln, keinesfalls um eine Metallform.

III. Im Anschluss den Teig herstellen, indem das Mehl und das Natron durch ein Sieb in eine Schüssel gesiebt und dort mit dem Zucker vermengt wird.

IV. Eine weitere Schüssel nehmen und in dieser das Ei verquirlen. Nach und nach die restlichen Teigzutaten hinzugeben und mit dem Ei mischen bis sich ein einheitlicher Teig ergibt.

V. Die flüssigen Zutaten in die andere Schüssel mit der Mehl-Natron-Mischung geben und mithilfe eines Kochlöffels ordentlich untermengen. Diesen Teig dann in die Auflaufform geben.

VI. Alufolie in der Größe der Auflaufform zurechtschneiden und eine Seite mit Butter einstreichen – damit dann die Auflaufform bedecken, dabei sollte die bestrichene Seite in Richtung des Teiges zeigen.

VII. Die Auflaufform dann für etwa 45 Minuten in den vorgeheizten Backofen geben und dem Pudding backen lassen, bis er sich leicht bräunlich verfärbt und ordentlich aufgegangen ist.

VIII. Wichtig ist beim Prozess des Backens darauf zu achten, dass der Teig ordentlich durchgebacken ist, da er sonst nicht in der Lage ist, die Sauce richtig aufzunehmen. Die Sauce ist ein entscheidender Faktor für die Festigkeit des Desserts.

IX. Sobald der Pudding im Backofen so gut wie fertig gebacken ist, die Zutaten für die Herstellung der Sauce in einem Topf erhitzen und dabei darauf Acht geben, dass der Zucker sowie die Butter vollständig schmelzen.

X. Den fertigen Pudding aus dem Backofen nehmen, die Alufolie entfernen und die gekochte Sauce über der Nachspeise verteilen.

Tipp: Am besten kann man zum Malva-Pudding Eis, Schlagsahne oder auch Vanillesauce reichen.

Mango-Pudding

In der asiatischen Küche wird traditionell viel mit Mango gekocht und auch in Desserts und Getränken findet man die Frucht immer wieder. In diesem Dessert wird die Mango zu einem leckeren Pudding verarbeitet.

Schwierigkeitsgrad: leicht
Portionen: 2
Zubereitungsdauer: 15 Minuten

Zutaten

2 ½ g	Pektin
60 g	Vanilleeis
130 g	Mango (aus der Dose)
100 ml	Wasser
1 Teelöffel	Zitronensaft

Zubereitung

I. Zuerst einmal 10 Gramm der Dosenmangos für die Garnitur klein würfeln und dann zunächst zum kühlen in den Kühlschrank stellen.

II. Die Flüssigkeit der Dosenmango abgießen und dabei 80 Milliliter der Flüssigkeit auffangen, diese dann zusammen mit den übrigen Mangos mit einem Stabmixer zu einem Mango Püree verarbeiten.

III. In einem Topf das Wasser auf mittlerer Stufe erhitzen und dann das Mango Püree, das Pektin und den Zitronensaft mit dem Wasser vermischen – dabei die Hitze reduzieren und unter gelegentlichem Rühren abwarten, bis die Konsistenz sich zu binden beginnt und langsam andickt.

IV. Dann das Vanilleeis zum Mango Püree geben und unter permanentem Rühren schmelzen.

V. Den Mango-Pudding auf Dessertschälchen verteilen und mit den gekühlten Mango würfeln aus dem Kühlschrank garnieren.

Mohnkuchen mit Quark (Low Carb)

Nachspeisen müssen nicht immer voll von Kohlenhydraten sein – den besten Beweis dafür liefert dieser Mohnkuchen. So kohlenhydratarm wie er ist, darf er ohne jegliches schlechtes Gewissen genossen werden.

Schwierigkeitsgrad: leicht
Portionen: 12 Stücke
Zubereitungsdauer: 15 Minuten
Koch-/Backzeit: 60 Minuten

Zutaten

80 g	gemahlener Mohn
120 g	Zucker
200 g	Frischkäse
500 g	Quark, 30% Fett
200 ml	Schlagsahne
1 Esslöffel	Johannisbrotkernmehl
4	Eier
	Vanilleextrakt
	Zitronenabrieb

Zubereitung

I. Den Backofen auf 160°C Umluft vorheizen.

II. Derweil eine Springform mit einem Durchmesser von 24 Zentimetern mit Backpapier auf dem Boden auslegen und den Rand rundherum mithilfe eines Küchenpapiers mit Butter einfetten, sodass der Kuchenrand später nicht an der Springform haftet.

III. Die Eier aufschlagen und trennen – dann das Eiweiß mithilfe eines Mixers zu einer steifen Konsistenz verarbeiten. Das Eigelb hingegen mit dem Zucker vermischen und sowohl den Quark als auch den Frischkäse mit untermengen.

IV. Ein wenig des Zitronenabriebs und eine kleine Menge des Vanilleextraktes mit zur Frischkäse-Quark-Creme geben und ordentlich mit den anderen Zutaten verrühren.

V. In einem Topf den Mohn in der Sahne aufkochen und für einige Zeit vor sich hin köcheln lassen bevor der Sahnemohn dann schlussendlich von der Herdplatte gezogen und ebenfalls zur Frischkäse-Quark-Creme hinzugegeben und untergerührt wird. Das Johanniskernmehl in die Quarkcreme einziehen und den Eischnee anschließend unter die Masse heben.

VI. Den Teig in die Springform füllen und für circa 60 Minuten im vorgeheizten Ofen auf mittlerer Schiene backen.

VII. Sobald der Kuchen fertig gebacken ist, diesen aus dem Ofen nehmen und auskühlen lassen bevor er in 12 Teile geschnitten wird.

Orangensorbet

In der arabischen Küche findet man es immer wieder – das Orangensorbet oder auch als Orangen-Granita bezeichnete Dessert, welches nicht nur schnell zubereitet, sondern auch vor allem in der wärmeren Jahreszeit sehr erfrischend ist.

Schwierigkeitsgrad: leicht
Portionen: 2
Zubereitungsdauer: 10 Minuten

Zutaten

60 g	Zucker
100 ml	Orangensaft
150 ml	Wasser
⅓ Esslöffel	Orangenblütenwasser

Zubereitung

I. Das Wasser zusammen mit dem Zucker in einem Topf vermischen und aufkochen, sodass ein Sirup entsteht, welcher dann zunächst auskühlen gelassen wird.

II. Den abgekühlten Sirup dann mit dem Orangensaft und dem Orangenblütenwasser gründlich vermischen, sodass eine relativ einheitliche Flüssigkeit entsteht.

III. Die Orangensaft-Mischung durch ein Sieb gießen um eine dünnflüssige Konsistenz zu erhalten. Diese im Anschluss in eine Eismaschine umfüllen und zu einem Sorbet verarbeiten lassen.

Tipp: Für eine schöne Anrichtung des Desserts können auch ausgehöhlte Orangenhälften als Dessertschälchen verwendet werden.

Sommerliches Erdbeer-Tiramisu mit Pistazien

In diesem Rezept wird die italienische Nachspeise, welche in der traditionellen Zubereitungsweise eine Kaffeenote mit sich trägt, in eine fruchtige Variante mit Erdbeeren abgewandelt.

Schwierigkeitsgrad: leicht
Portionen: 2
Zubereitungsdauer: 15 Minuten
Ruhezeit: 120 Minuten

Zutaten

40 g	Zucker
80 g	Amarettinis
170 g	Quark (0,2% Fett)
335 g	Erdbeeren
85 ml	Cremefine (19% Fett)
	Amaretto
	Pistazien

Zubereitung

I. Als erstes den Amaretto über den Amarettinis verteilen und einziehen lassen.

II. In der Zwischenzeit bereits die Erdbeeren abwaschen, trocknen und in kleine Stücke schneiden.

III. Die Cremefine im Anschluss aufschlagen. Quark und Zucker miteinander glattrühren und mit der aufgeschlagenen Cremefine vermengen.

IV. Dann damit beginnen alles in Gläser oder Schüsseln zu schichten – dabei als erstes eine Schicht aus Amarettinis in das Glas geben, darauf eine Cremeschicht verteilen und zum Schluss die Erdbeeren auf der Nachspeise drapieren.

V. Als Garnitur zum Abschluss noch ein wenig der Creme auf die Erdbeeren geben und einige Amarettinis und Pistazien darauf verteilen.

Impressum

Angaben gemäß § 5 TMG

1. Auflage

Julian Warkentin

Boschstr. 5

48653 Coesfeld

Covergestaltung: Fiverr

Coverfoto: depositphotos.com